医師のための
医療面接の英語

監修：**千葉一裕**（防衛医科大学校　整形外科学講座　教授）
著：**James C. Thomas**（慶應義塾大学　医学部　助教）
　　高橋良子（日本大学　医学部　助手）

Practical Handbook for Doctors
Essential Phrases for the Medical History

Copyright © 2016 by James C. Thomas, Ryoko Takahashi

ALL RIGHTS RESERVED. No part of this publication may be reproduced or transmitted in any form or by any means, electronic or mechanical, including photocopying, recording or any information storage and retrieval system, without the written permission from the publisher.

ISBN 978-4-87217-965-1

Supervised by Kazuhiro Chiba
Illustration by Kyo Kawana
Cover design by Yuki Okazaki
Edited by Hiroko Kageyama
Layout and DTP by Soju Co., Ltd.
Printed by Koho Co., Ltd.

ASK Publishing Co., Ltd.
2-6 Shimomiyabi-cho, Shinjuku-ku
Tokyo 162-8558
Japan

はじめに

　本書は、医療面接で使用するさまざまな英語のフレーズを紹介しています。掲載されているフレーズだけが正しいというわけではありませんが、英語表現として自然で、簡潔で、英語圏の医師がもっとも頻繁に使用するような、患者さん(たとえその患者さんが英語のネイティブスピーカーでないとしても)に誤解を与えにくい表現を集めました。ここに紹介されているフレーズに慣れてきましたら、どんどんご自身のアレンジを加えていただきたいと思います。

　本書を手に取られたら、まずは医療面接の基礎的なフレーズを紹介したPart 1をざっとご確認ください。その後、診療科ごとのより詳細な医療面接に対応しているPart 2に進まれると、医療面接の開始から終了までに必要なフレーズが数多く見つかります。フレーズによっては、英語表現について、または英語圏と日本との医療文化の差異などについてのコメントもついています。また、英語のネイティブスピーカーによる音声もダウンロードしてご利用ください。必要なフレーズが自然と口をついて出てくるようになるまで、声を出しながら繰り返し練習していただければと思います。

　同僚の医師に、「医療面接とは、ことばの力を使って患者さんの病気を診断し、治療するために必要なすべての情報を集める行為のこと」と教えてもらったことがあります。本書が、外国人の患者さんを日本人の患者さんと同じようにスムーズに治療してあげたい、と考えておられる先生方のお役に立つことを祈っています。

高橋良子

Preface

The medical history is an essential component of the doctor-patient encounter. Health care professionals can obtain a significant amount of clinical information from the medical history and, in comparison to some investigations, the history is usually inexpensive, painless, and safe to perform. A good medical history can provide vital clues when making a differential diagnosis in addition to promoting a sense of rapport between the physician and the patient.

We developed this book with the aim of providing Japanese health care professionals and students with important phrases for both general and focused clinical histories. The examples used in this book were chosen to reflect the most common symptoms, diseases, and risk factors and use phrases that can be understood by patients from a wide range of English-speaking countries. We have included cultural, linguistic, and clinical comments whenever possible to provide further context and clarification.

We hope that you will find this book useful in complementing your own medical history taking style and improve your confidence when communicating with English-speaking patients.

James C. Thomas

本書の特長と使い方

本書は医療面接で使われる英語表現を、必要なときにすぐに参照できるようにしました。Part 1 (Chapter 1) で医療面接の基本表現を、Part 2 (Chapter2-15) でご専門の科のより詳しい表現を見つけられます。

● 本書の特長

1. 現場ですぐに使える正確でシンプル、自然な英語表現
2. 英語表現の使い分けや文化の違いによる注意点を解説
3. 効果的な言い換え表現
4. ネイティブスピーカーの吹込みによる、無料ダウンロード音声
5. 患者さんの使う表現など、実践的な内容のコラム
6. 巻末に、本書に収録された表現がすぐに引ける「医療面接の英語 和英小辞典」を収録

ダウンロード音声について

① 「医療面接の英語」の例文音声を、日本語→英語の順に収録。移動中などに音声のみでもお使いになれます。
② コラムの例文も英文音声を収録しています。

※ 同じ意味の言い換え表現を表す[ ]内の表現については、音声を収録しておりません。また、he/sheなど、/を使って併記されている表現は一部を除き、どちらかを収録しています。

音声ダウンロードは下記まで。

http://www.ask-support.com/english/

● 本文ページ

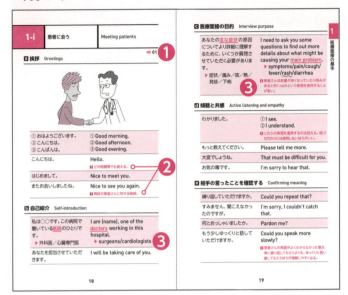

- ❶ 音声番号：mp3音声のファイル番号を表します。
- ❷ 表現解説：❗マークのあとに、単語のニュアンスや使い方など、英語表現に関する解説が書かれています。英文の該当箇所には 〰〰〰 線が引かれています。
- ❸ 言い換え表現：文の一部をさし替えることで、いろいろな場合に使えます。
- ❹ 文化についての解説：☑マークのところでは、英語圏と日本の医療面接の違いや注意点が書かれています。

| これは、すべての患者さんに習慣として伺っている質問です。 | These are routine questions that I ask all of my patients. ☑患者さんが自分だけ特別な質問をされているのではないことを理解してもらう。 |

● 巻末和英小辞典

本書に掲載されている表現を、日本語から引くことができます。

❺	❻	❼
胃潰瘍	gastric [stomach] ulcer	78
息切れして	short of breath	42, 54

❺日本語　❻英語表現　❼本文該当ページ

※本文該当ページはChapter 1を中心に、代表的なページのみを掲載しています。

医師のための医療面接の英語
Practical Handbook for Doctors
Essential Phrases for the Medical History

CONTENTS

はじめに … 3
本書の特長と使い方 … 5

Part 1　一般的な医療面接

Chapter 1　医療面接の基本　　　　　　　　　　17

i 患者に会う … 18
　ⓐ 挨拶 … 18　ⓑ 自己紹介 … 18　ⓒ 医療面接の目的 … 19
　ⓓ 傾聴と共感 … 19　ⓔ 相手の言ったことを確認する … 19
　ⓕ 医療面接の前振り … 20　ⓖ 患者情報 … 20
　ⓗ 主訴 … 21

ii 現病歴を聴取する … 22
　ⓐ 詳細 … 22　ⓑ 痛み … 22　●発症 … 22
　●増悪因子と緩和因子 … 23　●質 … 23　●部位と放散痛 … 23
　●程度 … 24　●時間経過 … 24　●過去の症状 … 24
　ⓒ よくある症状 … 25

iii 追加情報を聴取する … 26
　ⓐ 現在の健康問題 … 26　ⓑ 過去の健康問題 … 26
　ⓒ 過去に受けた手術と麻酔 … 27　ⓓ 薬とアレルギー … 28
　ⓔ 家族歴 … 29　ⓕ 性行為に関する病歴 … 30
　ⓖ 産婦人科歴 … 30　ⓗ 社会歴 … 31　●喫煙 … 31
　●職業 … 32　●快楽を得るための麻薬使用 … 32　●飲酒 … 33
　●海外旅行 … 34　●社会状況 … 34

iv 面接の内容をまとめる … 35

v 医療面接を終了する … 35

Part 2 部位別・診療科別の医療面接

Chapter 2 心血管系の医療面接　　39

i 心血管系の症状 … 40
- a 身体労作時の胸痛 … 40
- b 発汗・多汗 … 41
- c げっぷ … 41
- d 呼吸困難 … 42
- e 起座呼吸 … 42
- f 動悸 … 43
- g 失神 … 44
- h 浮腫 … 44
- i チアノーゼ … 45
- j めまい … 45
- k 跛行と安静時痛 … 46

ii 心血管系の疾患 … 48
- a 心臓疾患(一般) … 48
- b 狭心症 … 48
- c 心筋梗塞 … 48
- d 心不全 … 48
- e 心膜炎 … 49
- f 解離性大動脈瘤 … 49
- g 弁膜症 … 49
- h 不整脈 … 49

iii 心血管系の疾患に関連する危険因子 … 50
- a 体を動かすことの少ない生活スタイル … 50
- b 糖尿病 … 51
- c 高血圧 … 51
- d 高脂血症 … 52
- e 脳血管疾患 … 52
- f 喫煙 … 52
- g 家族歴 … 52

Chapter 3 呼吸器系の医療面接　　53

i 呼吸器系の症状 … 54
- a 呼吸困難 … 54
- b 胸痛 … 55
- c 咳 … 55
- d 鼻漏 … 56
- e 鼻づまり … 57
- f 咽頭痛 … 57
- g くしゃみ … 57
- h 喘鳴 … 58
- i 熱 … 58

ii 呼吸器系の疾患 … 60
- a 肺に関する病気(一般) … 60
- b 肺炎と結核 … 60
- c 喘息 … 60
- d 慢性閉塞性肺疾患 … 61
- e 肺塞栓と深部静脈血栓症 … 61
- f 肺がん … 61
- g 気胸 … 61

iii 呼吸器系の疾患に関連する危険因子 … 62
- a 喫煙 … 62
- b ペット … 62
- c 職業 … 62
- d 旅行 … 63
- e 家族歴 … 63

Chapter 4　消化器系の医療面接　　　　65

i　消化器系の症状 … 66
- a 腹痛 … 66　b 肛門直腸の痛み … 66
- c 腹部の腫れ … 66　d 女性化乳房 … 67　e 吐き気 … 67
- f 嘔吐と吐血 … 68　g 体重の増減 … 69
- h 食欲亢進・低下 … 70　i 嚥下困難 … 71
- j 消化不良、胸やけ、胃酸逆流 … 72
- k 排尿習慣の変化と排尿痛 … 72
- l 排便習慣の変化、便秘、下痢 … 72
- m タール状便と直腸出血 … 73　n 脂肪便 … 74
- o 腸内ガス・おなら … 74　p 大便失禁 … 75
- q 疲労 … 76　r 黄疸 … 76　s 掻痒 … 77
- t 口腔内潰瘍 … 77

ii　消化器系の疾患 … 78
- a 消化器系の疾患(一般) … 78
- b 胃潰瘍と十二指腸潰瘍 … 78　c 胆石 … 78
- d 肝臓疾患(一般) … 78　e 膵臓疾患(一般) … 79
- f セリアック病、過敏性腸症候群、食物不耐症 … 79
- g 炎症性腸疾患(潰瘍性大腸炎またはクローン病) … 79

iii　消化器系の疾患に関連する危険因子 … 80
- a 飲酒と麻薬使用 … 80　b 食事 … 80　c 旅行 … 81
- d 家族歴 … 81

Chapter 5　神経系の医療面接　　　　83

i　神経系の症状 … 84
- a 頭痛 … 84　b 視力の変化 … 84　c 聴力の変化 … 86
- d 話し方の変化 … 87　e 嗅覚・味覚の変化 … 87
- f 嚥下の異常 … 87　g めまい … 87　h 失神 … 89
- i 感覚の変化 … 89　j 筋力低下 … 89　k 歩行困難 … 90
- l 便失禁・尿失禁 … 90　m 熱 … 90　n 疲労 … 90
- o 発疹 … 91　p 発作、痙攣 … 91
- q 不随意運動、震え … 92　r 記憶 … 93
- s 混乱、人格の変化、気分 … 94　t 首のこり … 94
- u 吐き気、嘔吐 … 94

ii 神経系の疾患 … 95
- **a** 神経疾患(一般) … 95
- **b** 脳卒中、くも膜下出血、脳血管障害 … 95
- **c** 神経系感染症 … 95
- **d** 片頭痛、緊張性頭痛、群発性頭痛 … 95
- **e** 高血圧 … 96　**f** てんかん … 96

iii 神経系の疾患に関連する危険因子 … 97
- **a** 薬 … 97　**b** 感染症 … 97
- **c** 社会状況、社会的機能、可動性 … 97
- **d** 外傷 … 98　**e** 家族歴 … 98

Chapter 6　内分泌系の医療面接　　　103

i 内分泌系の症状 … 104
- **a** 甲状腺疾患 … 104　●甲状腺腫 … 104　●体重の変化 … 104
- ●排便習慣の変化 … 105　●月経の変化 … 105
- ●温度不耐性 … 105　●発汗・皮膚・髪の変化 … 106
- ●動悸・頻脈 … 106　●不安感・気分の変化 … 106　●震え … 107
- ●声の変化 … 107　●目・視力の変化 … 107　●筋肉低下 … 107
- **b** 糖尿病 … 108　●体重減少 … 108　●多尿症 … 108
- ●多渇症 … 108　●多食症 … 109　●神経障害 … 109
- ●腎症 … 109　●網膜症 … 109　●末梢血管障害・冠動脈疾患 … 110
- **c** 副腎疾患 … 110　●倦怠感 … 110　●嘔気・嘔吐 … 110
- ●体重の変化 … 110　●皮膚の変化 … 110
- **d** 下垂体疾患 … 111　●疲労 … 111　●食欲不振 … 111
- ●発汗 … 111　●倦怠感 … 111　●性欲減退 … 112
- ●顔貌の変化 … 112　●手足の肥大 … 112　●頭痛 … 112
- ●視覚の変化 … 113

ii 内分泌系の疾患 … 114
- **a** 内分泌疾患(一般) … 114　**b** 甲状腺疾患 … 114
- **c** 副腎疾患 … 114　**d** 下垂体疾患 … 114
- **e** 糖尿病 … 114

iii 内分泌系の疾患に関連する危険因子 … 116
- **a** 薬 … 116　**b** 悪性腫瘍 … 116
- **c** 手術、放射線療法 … 117　**d** 家族歴 … 117

Chapter 7　筋骨格系の医療面接　　119

i 筋骨格系の症状 … 120
- a 関節痛・筋肉痛 … 120　b こわばり … 120
- c ロッキング … 121　d 腫れ … 121　e 変形 … 123
- f 脱力 … 123　g 機能喪失 … 123　h 感覚障害 … 124
- i 関節外症状 … 125　j 便失禁・尿失禁 … 125

ii 筋骨格系の疾患 … 126
- a 筋骨格系の疾患(一般) … 126　b 変形性関節症 … 126
- c 関節リウマチ … 126　d 骨折 … 126　e 脱臼 … 127
- f 腱炎、滑液包炎 … 127　g 筋挫傷 … 127
- h 靭帯捻挫 … 127

iii 筋骨格系の疾患に関連する危険因子 … 128
- a 薬 … 128　b 姿勢と反復運動 … 128
- c 社会状況、機能、可動性 … 129　d 外傷 … 130
- e 家族歴 … 130

Chapter 8　泌尿生殖器系の医療面接　　133

i 泌尿生殖器系の症状 … 134
- a 骨盤痛と腹痛 … 134　b 排尿障害 … 134
- c 尿の回数と量の変化 … 135　d 夜間頻尿 … 135
- e 尿意切迫 … 135　f 尿流に関する問題 … 136
- g 尿失禁 … 136　h 血尿 … 137　i 尿中の空気 … 137
- j 掻痒、黄疸、腹部膨満 … 137　k 尿道分泌物 … 138
- l 生殖器病変 … 138　m 睾丸の痛みと腫れ … 139
- n 性行為に関する病歴 … 139

ii 泌尿生殖器系の疾患 … 142
- a 腎臓と尿路の疾患(一般) … 142　b 糖尿病 … 142
- c 腎臓結石 … 142　d 尿路感染症(膀胱炎) … 142
- e 腎不全 … 142　f 性感染症 … 143
- g 泌尿生殖器系と腎臓のがん … 143　h 泌尿生殖器系の手術 … 143

iii 泌尿生殖器系の疾患に関連する危険因子 … 144
- a 薬 … 144　b 食事と飲み物 … 144　c 外傷 … 144
- d 家族歴 … 145

Chapter 9　精神科の医療面接　　149

i　精神科の症状 … 150
- a 来院の理由と紹介 … 150
- b 病前性格 … 150
- c 気分 … 151
- d 睡眠 … 152
- e 興味 … 153
- f 罪悪感 … 154
- g 活力 … 154
- h 集中力 … 154
- i ストレス … 155
- j 不安 … 155
- k 食欲と体重 … 156
- l 躁状態 … 157
- m 強迫観念と衝動強迫 … 157
- n 妄想 … 158
- o 幻覚 … 158
- p 自殺念慮と自傷行為 … 158
- q 病識 … 159
- r 精神科の既往歴 … 160
- s 精神科の治療 … 160

ii　精神科の疾患 … 162
- a 一般的な精神衛生上の問題 … 162
- b うつ病 … 162
- c 不安神経症 … 162
- d 統合失調症 … 163
- e 強迫神経症 … 163
- f 摂食障害 … 163
- g 双極性障害／躁うつ病 … 163
- h 認知症 … 164

iii　精神衛生状態の評価 … 165
- a 導入 … 165
- b 時間に対する見当識 … 165
- c 場所に対する見当識 … 165
- d 人物に対する見当識 … 166
- e 記憶と想起 … 166
- f 数を逆に数える … 167

Chapter 10　小児科の医療面接　　169

i　小児科特有のフレーズ … 170
- a 親に対する自己紹介 … 170
- b 子供に対する自己紹介 … 170
- c スモールトーク … 171
- d 励ましの表現 … 171
- e 妊娠について … 172
- f 分娩／出産について … 172
- g 産後について … 173
- h 成長 … 174
- i 発達 … 174
- j 予防接種 … 175
- k 乳児の食事 … 176
- l 子供の食事 … 176
- m 睡眠 … 177
- n 泣くこと … 177
- o 遊び … 178
- p 行動 … 178
- q 学校と学校での成績 … 178
- r 兄弟姉妹 … 179
- s トイレの習慣 … 179

ii　小児科の疾患 … 181
- a 喘息 … 181
- b 湿疹 … 181
- c ウイルス感染 … 181
- d 呼吸器感染症 … 182
- e てんかん … 182
- f 中耳炎 … 182

- **iii 小児科の疾患に関連する危険因子 … 183**
  - a アレルギー … 183
  - b 親の職業 … 183
  - c タバコ … 183
  - d 家族歴 … 184
  - e 病人との接触 … 184

Chapter 11　産婦人科の医療面接　　185

- **i 産婦人科の症状 … 186**
  - a 骨盤痛と腹痛 … 186
  - b 泌尿器系の症状 … 186
  - c 月経困難症 … 186
  - d 月経過多 … 186
  - e 頻発月経、希発月経、無月経 … 187
  - f 中間期出血 … 187
  - g 性交疼痛 … 188
  - h 性交後出血 … 188
  - i 膣分泌物 … 188
  - j 乳房組織の変化 … 188

- **ii 産婦人科の疾患 … 190**
  - a 子宮内膜症 … 190
  - b 子宮筋腫 … 190
  - c 多嚢胞性卵巣 … 190
  - d 婦人科がん … 190
  - e 妊娠中の母体の健康に関する問題 … 191
  - f 流産と中絶 … 191
  - g 子宮外妊娠 … 191

- **iii 追加情報 … 192**
  - a 初経、閉経、最終月経 … 192
  - b 性行為に関する病歴 … 192
  - c 避妊 … 192
  - d 過去の妊娠 … 193
  - e ホルモン補充療法 … 193
  - f スクリーニング検査 … 194
  - g 産婦人科の手術 … 194
  - h 妊娠について … 194
  - i 分娩/出産について … 194
  - j 産後について … 194

Chapter 12　麻酔科の医療面接　　197

- **i 麻酔を受ける患者さんに対する質問 … 198**
  - a 歯、義歯、口、あご … 198
  - b 過去の手術と麻酔 … 199
  - c 薬とアレルギー … 199
  - d 家族歴 … 200
  - e 社会歴 … 200
  - f 心血管系の疾患 … 201
  - g 呼吸器疾患 … 202
  - h 肝臓疾患と血液疾患 … 202
  - i 脳血管疾患 … 203
  - j 内分泌系疾患 … 203
  - k 首と背中 … 203
  - l 腎臓疾患 … 204

Chapter 13　皮膚科の医療面接　　　　　　205

i　皮膚科の症状 … 206
- **a** 皮膚損傷と発疹 … 206　**b** 痒み … 208
- **c** 痛み … 208　**d** 分泌物 … 208　**e** 打撲傷 … 208
- **f** 爪の変化 … 209　**g** 髪の変化 … 209
- **h** 全身症状 … 210

ii　皮膚科の疾患 … 211
- **a** 皮膚の一般的な疾患 … 211　**b** 湿疹 … 211
- **c** 乾癬 … 211　**d** ほくろ … 211　**e** 皮膚腫瘍 … 212

iii　皮膚科の疾患に関連する危険因子 … 213
- **a** 薬とアレルギー … 213　**b** 家族歴 … 213
- **c** 予防接種 … 213　**d** 社会歴 … 213

Chapter 14　耳鼻咽喉科の医療面接　　　　　217

i　耳鼻咽喉科の症状 … 218
- **a** 聴力損失 … 218　**b** 耳鳴り … 219　**c** 耳痛 … 219
- **d** 耳漏 … 219　**e** めまい … 220　**f** 嗅覚の変化 … 221
- **g** 鼻閉塞 … 221　**h** くしゃみ … 221
- **i** 鼻汁と鼻出血 … 222　**j** 口腔内疼痛 … 222
- **k** 咽頭痛 … 222　**l** 咳 … 223　**m** 嚥下障害 … 223
- **n** 発声困難 … 223

ii　耳鼻咽喉科の疾患 … 224
- **a** 耳鼻咽喉科の一般的な疾患 … 224　**b** 中耳炎 … 224
- **c** 副鼻腔炎 … 224　**d** 扁桃腺炎 … 224
- **e** 喉頭炎と咽頭炎 … 224　**f** 頭部腫瘍と頸部腫瘍 … 225

iii　耳鼻咽喉科の疾患に関連する危険因子 … 226
- **a** 薬とアレルギー … 226　**b** 家族歴 … 226
- **c** 外傷 … 226　**d** 社会歴 … 226

Chapter 15　眼科の医療面接　229

- **i　眼の症状 … 230**
    - a 視力低下 … 230
    - b 視野のぼやけ、かすみ、ゆがみ … 231
    - c 目の充血 … 231
    - d 眼痛 … 231
    - e 目の分泌物と涙目 … 231
    - f 目のかわき、ざらつき、痒み … 232
    - g 閃光と飛蚊症 … 232
    - h 複視 … 233
    - i 頭痛 … 233
    - j 羞明 … 233

- **ii　眼の疾患 … 234**
    - a 一般的な目の疾患 … 234
    - b 結膜炎 … 234
    - c 緑内障 … 234
    - d 斜視 … 234
    - e 白内障 … 234
    - f ブドウ膜炎 … 235

- **iii　眼の疾患に関連する危険因子 … 236**
    - a 現病歴と既往歴 … 236
    - b 目の手術 … 236
    - c 家族歴 … 236
    - d 外傷 … 236
    - e 社会歴 … 237

コラム：

病院でよく使われる同意語 … 36

医療面接前の英語表現 … 100

痛みの種類を表す形容詞 … 131

痛みの程度と期間、範囲を表す形容詞 … 146

産婦人科の患者さんがよく使う英語表現 … 195

皮膚科の患者さんがよく使う英語表現 … 215

眼科の患者さんがよく使う英語表現 … 238

巻末

医療面接の英語　和英小辞典 … 186

Part 1
一般的な医療面接
General History Taking

Part 1では、もっとも一般的または基礎的な医療面接で必要となる英語表現を紹介しています。患者さんが英語のネイティブスピーカーである場合もそうでない場合も理解してもらえる、簡潔でわかりやすいフレーズです。患者さんを安心させるために使えるフレーズなども含まれています。
診療科ごとのより詳細な医療面接で使用するフレーズについてはPart 2をご覧ください。

Chapter 1
医療面接の基本
Basics of the Medical History

i	患者に会う
ii	現病歴を聴取する
iii	追加情報を聴取する
iv	面接の内容をまとめる
v	医療面接を終了する

1-i 患者に会う / Meeting patients

🔊 01

a 挨拶 Greetings

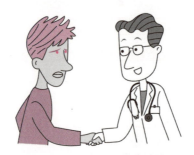

① おはようございます。 ② こんにちは。 ③ こんばんは。	① Good morning. ② Good afternoon. ③ Good evening.
こんにちは。	Hello. ❗ どの時間帯でも使える。
はじめまして。	Nice to meet you.
またお会いしましたね。	Nice to see you again. ❗ 再診の患者さんに対する挨拶。

b 自己紹介 Self-introduction

私は○○です。この病院で働いている<u>医師</u>のひとりです。 ▶ 外科医／心臓専門医	I am (name), one of the <u>doctors</u> working in this hospital. ▶ surgeons/cardiologists
あなたを担当させていただきます。	I will be taking care of you.

C 医療面接の目的　Interview purpose

あなたの<u>主な症状</u>の原因についてより詳細に理解するために、いくつか質問させていただく必要があります。 ▶症状／痛み／咳／熱／発疹／下痢	I need to ask you some questions to find out more details about what might be causing your <u>main problem</u>. ▶symptoms/pain/cough/fever/rash/diarrhea ❗患者さんは皮膚が赤くなっていたり痒みがあるときにrashという表現を使用することが多い。

d 傾聴と共感　Active listening and empathy

わかりました。	① I see. ② I understand. ❗これらの表現を連発するのは控える。相づち代わりには使用しないほうがいい。
もっと教えてください。	Please tell me more.
大変でしょうね。	That must be difficult for you.
お気の毒です。	I'm sorry to hear that.

e 相手の言ったことを確認する　Confirming meaning

繰り返していただけますか。	Could you repeat that?
すみません、聞こえなかったのですが。	I'm sorry, I couldn't catch that.
何とおっしゃいましたか。	Pardon me?
もう少しゆっくりと話していただけますか。	Could you speak more slowly? ❗患者さんの英語がよくわからなかった場合、単に繰り返してもらうよりも、ゆっくりと言い直してもらうほうが理解しやすくなる。

医療面接の基本

…とはどういうことでしょうか。	What do you mean by...?
その言葉の綴りを教えていただけますか。	How do you spell that? 🔸綴りがわかれば、辞書を確認することができる。
それを書いていただけますか。	Could you write that down for me? ☑ メモを渡して患者さんに書いてもらおう。患者さんが飲んでいる薬など、聞いただけではわからなくても書いてもらえば正確な情報が聴取できる。

f 医療面接の前振り　History transitions

☑ 日本では当然のこととして特に口にしない内容だが、英語圏ではデリケートな情報を聴取する前にこのような前振りを行う。

次に<u>ご家庭の状況</u>について伺います。 ▶ 家族歴	Next I need to ask you some questions about your <u>home situation</u>. ▶ family history
これは、すべての患者さんに習慣として伺っている質問です。	These are routine questions that I ask all of my patients. ☑ 患者さんが自分だけ特別な質問をされているのではないことを理解してもらう。
答えていただいたことはすべて、秘密を厳守します。	All of the information that you provide is completely confidential.

g 患者情報　Patient demographics

フルネームを確認していただけますか。	Could you confirm your full name?

あなたは〜さんですか。	Are you Mr./Ms. (full name)? ❗患者さんが女性の場合はMs.を使う。最近では、Mrs.とMissは区別しない（ただし、患者さんがMrs.またはMissと呼んでほしいと言った場合はそのとおりにする）。
あなたの<u>苗字</u>は、どのように発音すればよいでしょうか。 ▶ 下のお名前	How do you pronounce your <u>family name</u>? ▶ given name ❗英語では、相手の名前を呼ぶことによって、よい人間関係を作る。綴りを見ただけでは発音がわからない名前もたくさんあるので、必ず最初に発音を確認しておこう。最初に会ったときに尋ねれば、失礼ではない。
お誕生日を教えてください。	Could you confirm your date of birth?
住所を全部書いてください。	Could you write your full address?
宗教上または信仰上、制限されている食事／薬はありますか、また受けることができない医療行為はありますか。	Does your religion, or do your beliefs, place any restrictions on your diet/medication you can take, or medical treatment you can receive?

h 主訴　The chief concern/complaint

今日はどうなさいましたか。	① How can I help you today? ② What can I do for you today?
なぜ来院されたか教えてください。	Please tell me about why you came to the <u>hospital</u>. ❗hospitalは大学病院などの大きな病院、clinicは医師が1人から数人の病院を指す。

1-ii 現病歴を聴取する / The history of present illness (HPI)

🔊 02

a 詳細 Further details

主な症状についてより詳しく説明していただけますか。 ▶ 症状／痛み／咳／熱／発疹／下痢	Could you describe your main problem in more detail? ▶ symptoms/pain/cough/fever/rash/diarrhea
主な症状についてより詳しく説明してください。	Please tell me more about your main problem.

b 痛み Pain

● 発症 Onset

痛みが始まったとき、何をしていましたか。	What were you doing when the pain started?
痛みが始まったとき、運動をしていましたか。 ▶ 食事をして／階段を上って	Were you exercising when the pain started? ▶ eating/climbing stairs
最初に痛みを感じたとき、何をしていたか説明してください。	Please describe what you were doing when you first felt the pain.

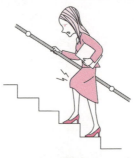

● 増悪因子と緩和因子　Provoking and palliating factors

何かによって痛みがひどくなることはありますか。	Does anything make the pain worse?
<u>運動する</u>と痛みがひどくなりますか。 ▶ 食事する／階段を上る	Does <u>exercising</u> make the pain worse? ▶ eating/climbing stairs
何かによって痛みがましになることはありますか。	Does anything make the pain better?
<u>鎮痛剤を飲む</u>と痛みがましになりますか。 ▶ 休む／横になる	Does <u>taking painkillers</u> make the pain better? ▶ resting/lying flat

● 質　Quality

どのような痛みか説明してくださいますか。	Can you describe what the pain feels like?
<u>鋭い</u>痛みですか。 ▶ 鈍い／絞られるような／圧迫するような／ズキズキするような／刺すような	Is the pain <u>sharp</u>? ▶ dull/squeezing/tight/throbbing/stabbing

● 部位と放散痛　Region and radiation

どこが痛むのか見せてくださいますか。	Can you show me exactly where the pain is?
どこが痛むのか指さすことができますか。	Can you point, with your finger, where the pain is?
どこが痛むのか正確に教えてくださいますか。	Can you tell me exactly where the pain is?
痛みはほかのところに移動しますか。	Does the pain move anywhere?

● 程度　Severity

0から10のスケールで、0が痛みがないとき、10がこれまでに感じたもっともひどい痛みだとすると、<u>今の</u>痛みはどれくらいですか。 ▶ 最初に痛みがあったときの／昨日の／1時間前の	On a scale from 0 to 10, if 0 is no pain and 10 is the worst pain you have ever felt, how would you rate your pain <u>now</u>? ▶ When it first started/yesterday/one hour ago ☑ 数字を使うときは、それが何を意味するかをきちんと説明する。

● 時間経過　Timing

痛みはいつ始まりましたか。	When did the pain start?
ずっと痛みを感じますか、それとも痛みは現れたり消えたりしますか。	Is the pain constant or does it <u>come and go</u>? ❗ come and goは「(痛みが) 現れたり消えたりする」こと。
1回の痛みはどれくらい続きますか。	How long does each <u>episode</u> last? ❗ episodeはある症状が続いた期間を表す。

● 過去の症状　Previous occurrence

同じ症状が過去にもありましたか。	Have you had the same problem in the past?
この痛みは、前の痛みと同じですか。	Is this pain the same as before?
最後に痛みを感じたときのことをもっと詳しく教えてください。	Please tell me more details about when you last experienced the pain.

C よくある症状　Common symptoms

<u>咳がでます</u>か。 ▶ 熱があります／息苦しいです／発疹があります	Do you have <u>a cough</u>? ▶ a fever/shortness of breath/a rash
<u>疲れを感じます</u>か。 ▶ 悲しい気持ちを感じます／元気がないです／罪悪感を感じます	Do you feel <u>tired</u>? ▶ sad/low in energy/guilty
<u>体重</u>に変化がありましたか。 ▶ 食欲／気分／尿／視力	Have you noticed any change in your <u>weight</u>? ▶ appetite/mood/urine/vision
どのような気分ですか。	How is your mood?
元気がありますか。	How is your energy?
どのような<u>便</u>ですか。 ▶ 尿／食欲	How is your <u>stool</u>? ▶ urine/appetite ❗ stoolは患者さんがもっともよく使用する「便」という表現。

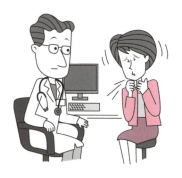

1-iii 追加情報を聴取する | Additional history components

🔊 03

a 現在の健康問題　Current health problems

現在、健康上の問題がありますか。	Do you currently suffer from any health problems?
現在、健康上の問題で病院にかかっていますか。	Are you currently seeing a doctor for any health problems? ❗「病院に行く／かかる」はgo to a hospitalよりもsee a doctorと表現するほうが自然。
全体的に、健康状態はいかがですか。	How is your general health?
いつ、狭心症と診断されましたか。 ▶ 高血圧／糖尿病	When were you diagnosed with angina? ▶ high blood pressure/diabetes
何か合併症にかかったことはありますか。	Have you ever suffered from any complications?
(その病気) はどのように治療されていますか。 ▶ コントロールされて	How is your (health problem) treated? ▶ controlled

b 過去の健康問題　Past health problems

過去に、何か健康上の問題がありましたか。	Have you suffered from any illnesses [health problems] in the past?
入院したことはありますか。	Have you ever been hospitalized?

入院したのはいつですか。	When did you stay in hospital?
	❗「入院する」はhospitalized、stay in hospitalなど。
大きな事故やけがを経験したことがありますか。	Have you suffered from any major accidents or injuries?
最後に健康診断を受けたのはいつですか。	When was your last general health check?

❑ 過去に受けた手術と麻酔　Past surgery and anesthesia
(➡12-i 麻酔を受ける患者さんへの質問 p. 198)

過去に手術を受けたことはありますか。	Have you ever had surgery in the past?
	❗surgeryは通常不可算名詞。
手術はいつでしたか。	When was the operation?
	❗operationは可算名詞。surgeryとoperationは同じ意味。
どれくらい入院しましたか。	How long did you stay in hospital?
何か合併症はありましたか。	Did you have any complications?
現在は完全に回復しましたか。	Have you fully recovered now?
全身麻酔を受けたことはありますか。	Have you ever had a general anesthetic?
	❗anestheticは「麻酔薬」。
麻酔に対して副作用／合併症を起こしたことはありますか。	Have you ever had a bad reaction to anesthesia?
	❗anesthesiaは「麻酔」。
輸血を受けたことはありますか。	Have you ever had a blood transfusion?

d 薬とアレルギー　Medications and allergies

何か薬に対するアレルギーはありますか。	Are you <u>allergic</u> to any medications? ❗allergicは発音注意。
何か食べ物に対するアレルギーはありますか。	Are you allergic to any food?
それ以外にも何かに対するアレルギーはありますか。	Are you allergic to anything else?
<u>アレルギーの原因となる物質を飲んだり食べたりする</u>と、どのような症状が出ますか。 ▶ ペニシリンを摂取する／ピーナツを食べる／ゴム製品に触れる	What happens when you <u>take an allergic substance</u>? ▶ take penicillin/ eat peanuts/ touch latex
現在、何らかの薬、サプリメントまたは市販薬を飲んでいますか。	Are you currently taking any medications, supplements or over-the-counter medicines? ❗medicationsはprescribed medications（処方薬）を意味している。over-the-counter medicinesはOTCと略語にしても理解できる患者さんが多い。
その薬の名前がわかりますか。	Do you know the name of the medication?
何のためにその薬を飲んでいるのですか。	Why do you take this medicine?
薬の量を知っていますか。	Do you know the <u>dose</u> of the medication? ❗doseは薬の1回分の量を意味する。
その薬をどれくらいの期間飲んでいますか。	For how long have you taken this medicine?

いつも処方どおりに飲んでいますか。	Do you always take it as prescribed? ❗as prescribedで「処方どおりに」。
その薬のせいで副作用が起こったことはありますか。	Have you ever had any side effects to this medicine? ❗side effectは正確には、副作用だけでなく患者さんにとってよい効果も含めて「本来意図されていない効果」を意味する。「有害事象」と言いたい場合はadverse effectあるいはbad reactionだが、患者さんはside effectをよく使う。

e 家族歴　Family history

❗必要に応じて前振りをする。　　　　　　　　　　（→1-i ■ 医療面接の前振り p. 20）

家族に遺伝している健康上の問題は何かありますか。	Do any health problems run in your family? ❗runは病気が遺伝していることを表す表現。
ご両親はご健在ですか。	Are your parents currently alive and well?
ご両親にはどんな健康上の問題がありましたか。 ▶おじいさん、おばあさん／ご兄弟	What health problems did your parents suffer from? ▶grandparents/brothers and sisters ❗brothers and sistersの代わりにsiblingsという表現もよく使われる。
ご両親は何歳で亡くなられましたか。 ▶おじいさん、おばあさん／ご兄弟	At what age did your parents die? ▶grandparents/brothers and sisters
ご家族の誰かががんにかかったことがありますか。 ▶狭心症／糖尿病／高血圧	Has anyone in your family suffered from cancer? ▶angina/diabetes/high blood pressure
お子さんはいますか。	Do you have any children?

f 性行為に関する病歴　Sexual history　(→8-i n p. 139)

!通常は前振りが必要。　(→1-i f 医療面接の前振り p. 20)

性行為に関係した健康上の問題を何か経験したことがありますか。	Have you had any sexual health problems?
現在、性行為をしておられますか。	Are you currently sexually active?
ここ12カ月で、何人の方と性行為を行いましたか。	How many sexual partners have you had in the last 12 months?
どのように避妊されていますか。	How do you prevent pregnancy?
何か避妊をしていますか。	Do you use any form of contraception?
何か性感染症にかかったことがありますか。	Have you ever suffered from any sexually transmitted infections?
HIV検査を受けたことがありますか。	Have you ever been tested for HIV?

g 産婦人科歴　Obstetrics and gynecology (→11-iii そのほかの病歴 p. 192)

!必要に応じて前振りをする。　(→1-i f 医療面接の前振り p. 20)

現在、妊娠中ですか。	Are you currently pregnant?
妊娠の可能性はありますか。	Is there a possibility that you could be pregnant?
最後の月経はいつですか。	When was your last menstrual period?
月経は順調ですか。	Are your periods regular? !「月経不順」はirregular periodsと表現できる。

何か避妊をしていますか。	Do you use any form of contraception?
過去に妊娠したことがありますか。	Have you ever been pregnant in the past?
お子さんは何人いらっしゃいますか。	How many children do you have?
中絶や流産をしたことがありますか。	Have you ever had an abortion or miscarriage? ❗患者さんは、「人工妊娠中絶」をabortion、「自然流産」をmiscarriageと使い分けることが多い。

h 社会歴　Social history

● 喫煙　Smoking

現在、タバコを吸っていますか。	Do you currently smoke tobacco? ❗tobaccoは「(植物または物質としての)タバコ」、cigaretteは「(紙で巻かれた)タバコ」。
電子タバコを吸いますか。	Do you smoke electronic cigarettes?
タバコを吸っていたことがありますか。	Have you ever smoked tobacco?
何年間タバコを吸っていますか。	How many years have you smoked?
何歳のときにタバコを吸い始めましたか。	At what age did you start smoking?
1日にタバコを何本吸いますか。	How many cigarettes do you smoke each day?
禁煙しようとしたことはありますか。	Have you ever tried to quit smoking?

1　医療面接の基本

何らかのニコチン代替療法を何か行っていますか。	Do you take any form of nicotine replacement?

● 職業　Occupation
❗ 必要に応じて前振りをする。　　　　　　　　　　（→1-i ❗ 医療面接の前振り p. 20）

ご職業は何ですか。	What is your <u>occupation [job]</u>? ❗ occupationとjobは同じ意味。What do you do?という聞き方もできるが、状況によっては理解しにくい質問になってしまう。
過去にどのようなご職業に就いていましたか。	What jobs have you had in the past?

● 快楽を得るための麻薬使用　Recreational drug use

快楽を得るための麻薬を何か使用したことはありますか。	Have you ever taken any <u>recreational drugs</u>? ❗ recreational drugは「（医療用ではなく）快楽を得るための麻薬」を意味する。外国では日本で違法とされている麻薬が適法な場合もあるので、患者さんにはlegal/illegal drugsという表現は使わないこと。ほかにstreet drugs「（路上で買えるような）麻薬」という表現もあるが、誤解を招きやすい。
どんな麻薬を使用しましたか。	What drug did you take? ❗ 快楽を得るための麻薬には隠語を含めさまざまな表現がある。患者さんが使用した表現が理解できなければ紙に書いてもらい、どのような麻薬かを確認する。
最後にその麻薬を使用したのはいつですか。	When did you last take the drug?
<u>大麻</u>を定期的に使用していますか。 ▶ コカイン／マリファナ／ヘロイン	Do you take <u>cannabis</u> regularly? ▶ cocaine/marijuana/heroin

その麻薬を使用したあと、何か問題があったことはありますか。	Have you ever had any problems after taking the drug?

●飲酒　Alcohol
❗必要に応じて前振りをする。　　　　　　　　　　（➡1-i ❶ 医療面接の前振り p. 20）

お酒は飲みますか。	Do you drink alcohol?
平均で、1週間に何日くらいお酒を飲みますか。	How many times do you drink alcohol, on average, each week?
通常、どんな種類のお酒を飲みますか。	What type of alcohol do you usually drink?
<u>お酒</u>は一度に何杯くらい飲みますか。 ▶ビール／ウィスキー／ワイン／日本酒	How many <u>alcoholic drinks</u> do you drink on each occasion? ▶beers/whiskies/glasses of wine/cups of sake
お酒の量を減らそうと思ったことはありますか。	Have you ever felt you should cut down on your drinking?
お酒のことについて非難されていらついたことはありますか。	Have you ever felt annoyed if someone criticizes your drinking? ❗whenではなくifを使うのは、非難された経験があるかどうか不明だから。
お酒を飲むことに罪悪感を覚えたことはありますか。	Have you ever felt guilty about your drinking?
朝、起きたときに目覚ましとしてお酒を飲んだことがありますか。	Have you ever had an alcoholic drink first thing in the morning?

1 医療面接の基本

● 海外旅行　Overseas travel

最近、海外旅行をしましたか。	Have you traveled abroad [overseas] recently?
どこに行きましたか。	Where did you go?
いつ帰国しましたか。	When did you return?
海外で、変わったものを食べませんでしたか。	Did you eat anything unusual while staying overseas?

● 社会状況　Social circumstances

どなたと同居していますか。	Who do you live at home with? ❗ 厳密に文法的にはWith whom do you live at home?というべきだが、硬い感じに聞こえる。
どのような場所に住んでいますか。	What type of housing do you live in? ❗ マンション (apartment/condominium) か一軒家 (house) かを尋ねている。
日常生活を行うのに何か問題はありませんか。	Do you have any problems performing any activities in your daily life?
家で何かペットを飼っていますか。	Do you keep any pets at your home?

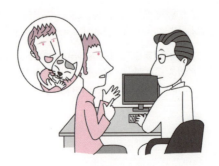

| 1-iv | 面接の内容をまとめる | Summary |

🔊 04

❗英語圏では、医療面接を終了する前に患者さんから聴取した情報の主なものを要約し、患者さんに確認してもらう。

教えていただいたことをまとめます。	I will now summarize what you have told me.
これで正しいでしょうか。	Is that correct?
ほかに伺っておいたほうがよいことはありますか。	Is there anything else that you would like to tell me?

| 1-v | 医療面接を終了する | Closing the interview |

🔊 05

お話しくださってありがとうございました。	Thank you for speaking with me.
何か質問はありますか。	Do you have any questions for me?
	❗医療面接を終了する前に必ず質問がないかを確認する。

医療面接の基本

病院でよく使われる同意語

1 「病気」を表す英語表現

「病気」を意味する英語表現にはdisease、condition、ailment、illness、sicknessなどがあります。これらは多くの場合、まったく同じ意味の表現として区別なく使用して問題ありませんが、実はネイティブスピーカーにとっては細かな違いがあります。

disease

医師にも患者さんにもとてもよく使われる表現です。diseaseにはインフルエンザやマラリアなど「感染する病気」というニュアンスがあります。また、「すでに病院に行って医師による診断がついた病気」というニュアンスもあります。ですから、自分の病気が何かをすでに知っている患者さんはdiseaseという表現を使うことが多いです。

condition

医師にも患者さんにもよく使われます。diseaseに比べるとconditionは具体性のない「なんとなく体調が悪い状態」や、たとえば肥満など「健康によくない状態」のニュアンスがあります。また、急性の病気よりは糖尿病など「慢性的に病気に罹っている状態」について話すときにもよく使われます。

ailment

少し古い表現で、年配の患者さんが時々使用しますが、医師はほとんど使用しません。

illness/sickness

どちらも、医師よりは患者さんがよく使用する表現です。diseaseよりはconditionに近く、具体的な病気というより「一般的に体調が悪い状態」のニュアンスがあります。sicknessについて注意しなければいけないのはアメリカ英語とイギリス英語の違いで、アメリカ英語ではどんな種類の体調の悪さでも表すことができますが、イギリス英語では「吐き気」を意味します。名詞だけでなく形容詞のsickも、イギリス英語でI'm sick.と言うと「吐き気がする」という意味になります。

2 「痛み」を表す英語表現

「痛み」を表す英語表現でよく使われるものにpainとacheがあります。ネイティブスピーカーはこれらを状況によって使い分けています。

pain

painは「激しい痛み」を表します。患者さんがpainという表現を使用して痛みを説明する場合、少なくともその患者さんにとってその痛みは強いものであるということが医師にはわかります。

ache

painに対し、acheは「軽度の痛み」を意味します。ただし例外があり、headacheやstomachacheのように体の部位を表す単語とくっついてひとつの単語になると、acheでも激しい痛みを表すことがあります。ですからこの場合は、医師は患者さんに「その頭痛はmild headacheかsevere headacheか」、など痛みの程度を医療面接において確認することとなります。

Part 2
部位別・診療科別の医療面接
Focused History Taking

Part 2では、部位別・診療科別のフレーズを紹介します。よくある症状や疾患、代表的な危険因子などについて尋ねるときに必要なフレーズが含まれています。

Chapter 2
心血管系の医療面接
Cardiovascular History

---
i 心血管系の症状
ii 心血管系の疾患
iii 心血管系の疾患に関連する危険因子

2-i 心血管系の症状 / Common cardiovascular symptoms

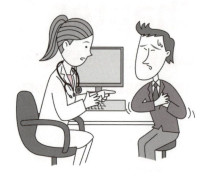

a 身体労作時の胸痛　Chest pain on exertion　(→1-ii b 痛み p. 22)

歩いたり、運動したときに胸の痛みを感じますか。	Do you get chest pain when you walk or exercise?
階段を上るときに胸の痛みを感じますか。何段／何階上がったときですか。	Do you get chest pain when climbing stairs? If so, How many stairs/floors?
ストレスを感じたときや腹が立ったときに、胸の痛みを感じますか。	Do you get chest pain when you are stressed or angry?
性行為を行ったときに、胸の痛みを感じますか。	Do you get chest pain when you have sexual intercourse?

❗「性行為を行う」はhave sexual intercourseが、医療者らしい表現。

服を着替えるときに、胸の痛みを感じますか。	Do you get chest pain when getting dressed?
立ち止まって休息すると痛みはましになりますか。	Does the pain get better when you stop and rest?

胸の痛みが一度起こると、どれくらいの時間続きますか。	How long does each <u>episode</u> of chest pain typically last? ❗episodeはある症状が続いた期間を表す。

ⓑ 発汗・多汗　Diaphoresis (Excessive sweating)

最近、いつもより汗をかきますか。	Recently, have you been sweating <u>more than usual</u>? ❗「いつもより」はmore than usualと表現する。
胸の痛みが始まったとき、汗をかきましたか。	Did you start sweating when the chest pain started?
冷や汗をかくことがありますか。	Do you ever <u>break out</u> in cold sweats? ❗break outは「(突然) 起こる」の意味。cold sweatsは複数形で使われることが多い。
寝汗をかきますか。	Do you ever sweat <u>during the night</u>? ❗during the nightは単に「夜に」という意味でなく「寝ている間」という意味。
目覚めたら汗をかいていたことがありますか。	Do you ever wake up sweating?

ⓒ げっぷ　Belching or burping

❗belchとburpは同じ意味。

最近、いつもよりげっぷをすることが多いですか。	Recently, have you been belching [burping] more than usual?
胸の痛みを感じるとき、げっぷしますか。	Do you belch [burp] when you feel the chest pain?
げっぷをすると、口の中で変な、または酸っぱい味がしますか。	Do you get a strange or acidic taste in your mouth when you belch [burp]?

2　心血管系の医療面接

げっぷをすると、何か食べた物が戻ってくることがありますか。	Do you bring anything up when you belch [burp]?

d 呼吸困難　Dyspnea (Shortness of breath)

> ❗ dyspneaの発音は「ディスニア」または「ディスプニア」で、専門用語。

最近、いつもより息が切れますか。	Recently, have you been more short of breath than usual?
胸の痛みを感じるとき、息が切れたり、呼吸しにくかったりしますか。	Do you get short of breath or have difficulty breathing when you get chest pain?
<u>歩いているとき</u>、立ち止まって呼吸を整えなくてはいけないことがよくありますか。 ▶ 動いているとき／運動しているとき	Do you often have to stop to catch your breath when <u>walking</u>? ▶ moving/exercising ❗ catch one's breathは、「呼吸を整える」という意味。
息切れせずにどれくらい歩くことができますか。	How far can you walk before becoming short of breath?
息切れは徐々に起こりますか、それとも突然起こりますか。	Does the shortness of breath start gradually or suddenly?

e 起座呼吸　Orthopnea (Difficulty breathing lying flat)

夜寝ているときに、呼吸しにくいことはありますか。	Do you have difficulty breathing at night?
夜寝ているときに、息切れすることがありますか。	Do you ever feel short of breath at night?
横になったときに息切れすることはありますか。	Do you ever feel short of breath when lying flat?

夜、息切れして目が覚めたことはありますか。	Do you ever wake up in the night feeling short of breath?
上半身を起こした状態で眠りますか。夜、枕はいくつ必要ですか。	Do you sleep upright? How many pillows do you use at night?
息切れは通常どれくらいの時間続きますか。	How long does the shortness of breath usually last?

f 動悸　Palpitations

心臓の鼓動を速く感じたり、ドキドキすることはありますか。	Do you ever feel your heart racing or pounding?
心臓の鼓動を感じたことがありますか。	Are you ever aware of your heartbeat?
動悸はどれくらいの時間続きますか。	How long do the episodes last?
何かをすると動悸がましになったり、ひどくなったりしますか。	Does anything make it better or worse?
動悸は徐々に起こりますか、それとも突然起こりますか。	Does it start gradually or suddenly?
動悸が始まるとき、何か特定の行為をしていますか。	Are you doing anything in particular when it starts?
特定の食べ物や行為と、動悸は関係していますか。	Is it ever associated with any specific foods or activities?
机[テーブル]を指で叩いて、心臓の鼓動の速さを教えてもらえますか。	Can you tap out your heart rhythm on the desk [table]?

g 失神　Syncope

意識を失ったことはありますか。	Have you ever blacked out [fainted/lost consciousness]? ❗ black out、faint、lose consciousness は同じ意味。
そのとき、何をしていましたか。	What were you doing at the time?
胸の痛みを感じたとき、意識を失いましたか。	Did you black out [faint/lose consciousness] when you felt the chest pain?
どれくらい意識を失っていましたか。	How long did you black out for?
意識を失う前兆のようなものは何かありましたか。	Did you get any warning that you were going to black out?
意識を失ったとき、頭を打ったり、けがをしたりしましたか。	Did you hit your head or hurt yourself when you blacked out?
意識を取り戻したとき、どんな感じでしたか。	How did you feel when you regained consciousness?

h 浮腫　Edema

脚がむくんでいるのに気づいたことはありますか。	Have you ever noticed that your legs were swollen?
脚／足のむくみのせいで、靴や靴下をはきにくいですか。	Do you have any difficulty putting your shoes or socks on due to your legs/feet swelling? ❗ shoes や socks は通常複数形。
日中または夜の特定の時間に、むくみがひどくなることはありますか。	Is the swelling worse at any time of the day or night?

<u>朝に</u>足がむくみますか。 ▶ 夜に	Are your feet swollen <u>in the morning</u>? ▶ at night
両足が同じようにむくみますか。	Do both feet swell by the same amount?
痛みはありますか。	Is it painful?
脚または足の皮膚や毛に変化を感じたことはありますか。	Have you noticed any change in the skin or hair of your legs or feet?

2 心血管系の医療面接

■ チアノーゼ　Cyanosis

顔や唇が青白くなったり、青く[紫色に]なったりしたことはありますか。	Have you noticed your face or lips <u>turn pale</u> or <u>go blue</u> [purple]? ❗ turn paleとgo blueは同じ意味。
顔や唇が青白くなったり青くなったりしていると、誰かに指摘されたことはありますか。	Has anyone else noticed your face or lips turn pale or go blue?
それはいつですか。	When was it?
そのとき、何をしていましたか。	What were you doing at the time?
それはどれくらいの時間続きましたか。	How long did it last?

■ めまい　Dizziness

胸の痛みを感じたとき、めまいがありましたか。	Did you feel dizzy when you had chest pain?

最近、いつもよりめまいを感じますか。	Recently, have you been feeling more dizzy than usual?
めまいが始まったとき、何をしていましたか。	What were you doing when the dizziness started?
めまいを和らげたり、ひどくするものはありますか。	Did anything make the dizziness better or worse?
1回のめまいはどれくらいの時間続きますか。	How long does each episode usually last?

k 跛行と安静時痛　Claudication and rest pain

歩いているときに脚や足に痛みや痙攣を感じることはありますか。	Do you ever get pain or <u>cramps</u> in your legs or feet when walking? ❗ cramps「痙攣」は通常複数形。
<u>痛み</u>を感じるのは、正確にはどこですか。 ▶ 痙攣	Where exactly do you feel the <u>pain</u>? ▶ cramps
痛みは両方の脚／足で同じですか。	Is it the same in both legs/feet?
痛みを感じずにどれくらいの距離を歩くことができますか。	How far can you walk before the pain starts?
立ち止まって休むと、痛みはましになりますか。	Does the pain get better when you stop and rest?
痛みが完全になくなるまでどれくらい時間がかかりますか。	How long does it take for the pain to recover completely?
安静にしているときに、脚や足に痛みを感じたことがありますか。	Do you ever get pain in your legs or feet when resting?

脚をベッドから垂らしたり、椅子に座ると楽になりますか。	Does it help if you hang your legs over the side of the bed or sit in a chair?

心血管系の医療面接

2-ii 心血管系の疾患 — Common cardiovascular conditions

🔊 07

❗ 既往歴について尋ねるときは可能な限り医学用語と一般用語を両方使う。すでに病院で診断がついている場合は患者さんも医学用語で病名を知っているが、確定診断を受けていない場合は一般用語のほうが理解されやすい。

a 心臓疾患(一般)　Heart disease (general)　　(→1-ii b 痛み p. 22)

| 過去に、心臓病や心臓に関する症状を何か経験したことはありますか。 | Have you ever had any type of heart disease or heart problem? |

b 狭心症　Angina pectoris

| 狭心症と診断されたことはありますか。 | Have you ever been diagnosed with angina? |

❗ angina pectorisは患者さんも知っていることが多い病名。pectorisは省かれることが多い。

c 心筋梗塞　Myocardial infarction

| 心臓発作を起こしたことがありますか。 | Have you ever had a heart attack? |
| 虚血性心疾患にかかっていますか、または経験したことがありますか。 | Do you suffer, or have you ever suffered from ischemic heart disease? |

d 心不全　Heart failure

| 心不全と診断されたことはありますか。 | Have you been diagnosed with heart failure? |

e 心膜炎　Pericarditis

| 心膜炎または心膜に炎症があると診断されたことがありますか。 | Have you ever been diagnosed with pericarditis or inflammation of the lining of the heart? |

f 解離性大動脈瘤　Dissecting aortic aneurysm

| 大動脈瘤または胸やお腹の太い動脈の腫れを経験したことがありますか。 | Have you ever suffered from an aortic aneurysm or swelling of the large artery in your chest or abdomen? |

g 弁膜症　Valve disease

| 心臓の弁に問題があると診断されたことはありますか。 | Have you ever been diagnosed with any problems with the valves in your heart? |
| 心雑音があると言われたことはありますか。 | Have you been told that you have a heart murmur? |

h 不整脈　Arrhythmia

| 不整脈と診断されたことはありますか。 | Have you ever been diagnosed with an abnormal rhythm of your heart? |
| 鼓動が早すぎたり、遅すぎたり、異常があると言われたことはありますか。 | Have you ever been told that your heart beated too fast, too slow, or abnormally? |

2 心血管系の医療面接

2-iii 心血管系の疾患に関連する危険因子 / Commonly associated risk factors for cardiovascular disease

🔊 08

a 体を動かすことの少ない生活スタイル　Sedentary lifestyle

❗ sedentaryは「(運動をしないで)いつも座っているような」という意味。

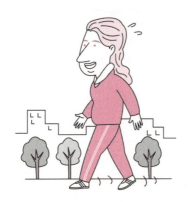

定期的に運動を行いますか。	Do you exercise regularly?
どのような運動または身体活動を行いますか。	What type of exercise or physical activity do you do?
1週間に何回、運動または身体活動を行いますか。	How many times per week do you exercise or do physical activity?
普段は車に乗りますか、自転車に乗りますか、それとも歩きますか。	Do you usually drive, bike, or walk?
自分の生活は活動的だと感じますか。	Do you feel that your lifestyle is active?

b 糖尿病　Diabetes

(→6-ii e 糖尿病 p. 116)

糖尿病の検査を受けたことがありますか。	Have you ever been tested for diabetes?
糖尿病と診断されたことがありますか。	Have you ever been diagnosed with diabetes?
どの種類の糖尿病ですか。	What type of diabetes?
いつ、糖尿病だと診断されましたか。	When was it diagnosed?
薬物治療、食事療法、それともインスリン注射を行っていますか。	Is it treated with medication, diet control, or insulin injections?
ご自分の普段の血糖値を知っていますか。	Do you know what your blood sugar reading [level] usually is?

❗ readingとlevelは同じ意味。

c 高血圧　Hypertension

❗ hypertensionは患者さんもよく知っている専門用語。

高血圧と診断されたことがありますか。	Have you ever been diagnosed with high blood pressure?
どのように血圧をコントロールしていますか。	How is your blood pressure controlled?
今日を除いて最後に血圧を測ったのはいつですか。	When was the last time that you had your blood pressure taken, before today?
ご自分の普段の血圧を知っていますか。	Do you know what your usual blood pressure is?

d 高脂血症　Hyperlipidemia

コレステロールの値が高いと診断されたことがありますか。	Have you ever been diagnosed with high cholesterol?
コレステロールの値を測ったことがありますか。	Have you ever had your cholesterol level measured?
コレステロールの値は薬物治療で管理していますか、それとも食事療法ですか。	Is your cholesterol level managed with medication or diet control?

e 脳血管疾患　Cerebrovascular disease

脳卒中を起こしたり、脳の血行に関する症状を経験したことがありますか。	Have you ever had a stroke or any problem with the blood supply in your brain?
それはいつですか。	When was it?
どのような治療を受けましたか。	How was it managed [treated]?

f 喫煙　Smoking　(➔1-iii h 社会歴 p. 31)

g 家族歴　Family history　(➔1-iii e 家族歴 p. 29)

ご家族に心臓病または心臓に関する何らかの症状を経験された方はいらっしゃいますか。	Has anyone in your family ever suffered from any form of heart disease?
心臓病になったとき、その方は何歳でしたか。 ▶ 心臓病だと診断されたとき	How old was he/she when it happened? ▶ when he/she was diagnosed

Chapter 3
呼吸器系の医療面接
Respiratory History

i 呼吸器系の症状
ii 呼吸器系の疾患
iii 呼吸器系の疾患に関連する危険因子

3-i 呼吸器系の症状 / Common respiratory symptoms

a 呼吸困難　Dyspnea (Shortness of breath)

🔊 09

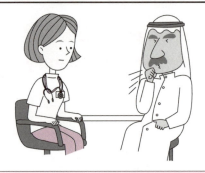

呼吸がしにくかったり、息が切れることはありますか。	Do you ever have difficulty breathing or get short of breath?
最近、普段より息が切れやすいですか。	Recently, have you been more short of breath than usual? ❗「いつもより」はmore than usualと表現する。
何をしているとき、息が切れますか。	What are you doing when you become short of breath?
<u>歩いているとき</u>に、立ち止まって呼吸を整えなければならないことがよくありますか。 ▶ 動いているとき／運動しているとき	Do you often have to stop to catch your breath when <u>walking</u>? ▶ moving/exercising
息切れせずにどれくらいの距離を歩くことができますか。	How far can you walk before becoming short of breath?

息切れは徐々に起こりますか、それとも突然起こりますか。	Does the shortness of breath start gradually or suddenly?
息切れするとき、胸に痛みを感じたり、胸がしめつけられるように感じることはありますか。	Do you ever get chest pain or tightness when you are short of breath?

b 胸痛 Chest pain

(→1-ii b 痛み p. 22)

c 咳 Cough

咳が出ますか。	Do you have a cough?
最近、いつもより咳が出ますか。	Have you been coughing more than normal recently?
どれくらいの頻度で咳が出ますか。	How often do you cough?
運動をしたときや、寒いときなど、咳を引き起こすきっかけはありますか。	Does anything trigger the cough, for example, exercise or cold weather?
咳を和らげてくれるものはありますか。	Does anything make the cough better?
咳をするとき、痛みがありますか。	Is it painful when you cough?
空咳ですか、それとも痰を伴う咳ですか。	Is it a dry cough or a wet cough?
痰が出ますか。	Do you cough up phlegm? ❗ cough upがもっとも自然な表現。ほかにbring up、produceなどが使える。 ❗ phlegmは一般用語。専門用語はsputum。
痰は何色ですか。	What color is the phlegm?

3 呼吸器系の医療面接

痰は水っぽいですか、それともどろっと粘つきがありますか。	Is the phlegm watery or thick and sticky?
だいたいどれくらいの痰が出ますか。	Approximately, how much phlegm do you cough up?
痰に血液が混ざっていたことはありますか。	Have you ever noticed blood in your phlegm?
痰は黒っぽい赤色でしたか、鮮やかな赤色でしたか。	Is the blood dark or bright red?
痰に血の固まりはありましたか。	Are there any clots?
痰は変なにおいがしますか。	Does your phlegm have an unusual smell [odor]?

❗ smellとodorは同じ意味。

d 鼻漏　Rhinorrhea (Runny nose)

鼻水が出ますか。	Do you have a runny nose?
鼻から何か分泌物が出たことはありますか。	Have you noticed any discharge from your nose?
分泌物は何色ですか。	What color is it?
分泌物はいつ出始めましたか。	When did it start?
どれくらいの頻度で分泌物が出ますか。	How often have you noticed it?
鼻水が出るきっかけはありますか。	Does anything trigger your runny nose?
鼻水を和らげるものはありますか。	Does anything make it better?

両方の鼻の穴から鼻水が出ますか、それとも片方だけですか。	Does your nose run from both nostrils or just one side?

❗ nostrilは「鼻の穴」を意味する。

e 鼻づまり　Nasal congestion

❗ nasal congestionは患者さんもよく知っている専門用語。

鼻づまりはありますか。	Do you have a stuffy [blocked] nose?

❗ stuffy noseとblocked noseは同じ意味。

鼻づまりはいつ始まりましたか。	When did it start?
鼻づまりは、日中の特定の時間にひどくなりますか。	Is it worse at any particular time of the day?
鼻づまりは、寒いときや、外にいるときにひどくなりますか。	Is it worse in cold weather or when you are outside?
最近、風邪かインフルエンザにかかりましたか。	Have you had a cold or the flu recently?

f 咽頭痛　Sore throat

喉が痛いですか。	Do you have a sore throat?
喉の痛みはいつ始まりましたか。	When did it start?
ものを飲み込むときに痛みますか。	Is it painful to swallow?

g くしゃみ　Sneezing

最近、いつもよりくしゃみが増えていますか。	Have you been sneezing more than usual recently?

h 喘鳴　Wheeze and stridor

ぜいぜい言うことはありますか。	Do you ever wheeze?
呼吸をするときに、高い音やおかしな音に気づいたことはありますか。	Have you noticed any high pitched or strange noises when you breathe?
その音はいつ始まりましたか。	When did it start?
その音はどのくらいの頻度で起こりますか。	How often do you notice it?
その音は、日中または夜の特定の時間にひどくなりますか。	Is it worse at any particular time of the day or night?
運動をしたときや寒いときなど、それが和らいだりひどくなるときはありますか。	Does anything make it better or worse, for example, exercise or cold weather?

i 熱　Fever

最近、熱が出ましたか。	Have you had a fever recently?
熱く感じますか。 ▶ 熱っぽく	Do you feel <u>hot</u>? ▶ feverish
熱はいつ出始めましたか。	When did it start?
熱はどれくらいの期間続きましたか。	How long have you had it?
熱は上がったり下がったりしますか。	Does it rise and fall?
最近、熱を測ったことはありますか。	Have you measured [taken] your temperature recently?

いつ、熱を測りましたか。	When did you measure [take] it?
熱がもっとも高かったとき、どれくらいありましたか。	What is the highest that your fever has reached?
熱が高くなるのはいつですか。	When is your fever worse?
夜熱が高くなりますか。	Is your fever worse at night?
寝汗をかきますか。	Do you sweat at night?
寒気を感じたことがありますか。	Have you had chills? ❗ have chillsで「寒気を感じる」の意味。「寒気」はchillsと複数形。
アセトアミノフェン、アスピリン、イブプロフェンなど、熱を下げるために薬を飲んだことがありますか。	Have you taken any medication to reduce your fever, for example, acetaminophen, aspirin, or ibuprofen? ❗ 英語圏からの患者さんであればこれらの薬の名前を知っている。
最後にその薬を飲んだのはいつですか。	When did you last take it?
その薬は効きましたか。	Did it help?
周りの人でほかに熱がある人はいますか。	Does anyone else you know have a fever?

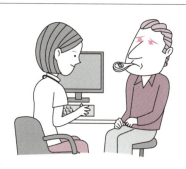

3-ii 呼吸器系の疾患 — Common respiratory conditions

🔊 10

❗ 既往歴について尋ねるときは可能な限り医学用語と一般用語を両方使う。すでに病院で診断がついている場合は患者さんも医学用語で病名を知っているが、確定診断を受けていない場合は一般用語のほうが理解されやすい。

a 肺に関する病気(一般)　Lung disease (general)

過去に、肺の病気や肺に関する問題を何か経験したことがありますか。	Have you ever had any type of lung disease or lung problem?

b 肺炎と結核　Pneumonia and tuberculosis

胸または肺の感染症にかかったことがありますか。	Have you ever had a chest infection or infection of your lungs? ❗ lungsは通常複数形。
肺炎または結核と診断されたことはありますか。	Have you ever been diagnosed with pneumonia or tuberculosis?

c 喘息　Asthma

喘息がありますか。	Do you suffer from asthma?
子供のとき、喘息がありましたか。	Did you suffer from asthma as a child?

d 慢性閉塞性肺疾患
Chronic obstructive pulmonary disease (COPD)

! COPDは患者さんもよく知っている略語。

COPDまたは慢性の気道疾患がありますか。	Do you suffer from COPD or chronic airways disease?
気管支炎と診断されたことはありますか。	Have you ever been diagnosed with bronchitis?
肺気腫と診断されたことはありますか。	Have you ever been diagnosed with emphysema?

e 肺塞栓と深部静脈血栓症
Pulmonary embolism and deep vein thrombosis

肺塞栓または血の固まりが肺にできたことはありますか。	Have you ever had a pulmonary embolism or blood clot in your lungs?
脚に血の固まりができたことはありますか。	Have you ever had blood clots form in your legs?

f 肺がん　Lung cancer

肺がんと診断されたことはありますか。	Have you ever been diagnosed with lung cancer?

g 気胸　Pneumothorax

気胸になったこと、または肺が潰れたことはありますか。	Have you ever had a pneumothorax or collapsed lung?

3-iii 呼吸器系の疾患に関連する危険因子
Commonly associated risk factors for respiratory conditions

🔊 11

a 喫煙 Smoking
(→1-iii h 社会歴 p. 31)

b ペット Pets

お家でペットを飼っていますか。	Do you keep any pets at your home?
鳥を飼ったことがありますか。	Have you ever kept birds?

c 職業 Occupation

ご職業は何ですか。	What is your occupation [job]? ❗ What do you do?という聞き方もできるが、状況によっては理解しにくい質問になってしまう。
過去に経験されたご職業は何ですか。	What jobs have you had in the past?
アスベストのある場所で働いたことはありますか。	Have you ever worked with asbestos?
埃っぽかったり、煙の出る場所で長期間働いたことはありますか。	Have you ever worked for long periods of time in a dusty or smoky environment?
有害な、または危険な化学物質のある場所で働いたことはありますか。	Have you ever worked with any harmful or dangerous chemicals?
動物や鳥に直接触れる場所で働いたことはありますか。	Have you ever worked directly with animals or birds?

d 旅行　Travel (→1-iii h 社会歴 海外旅行 p. 34)

最近、海外旅行に行きましたか。	Have you traveled abroad [overseas] recently?
過去1年間に、どんな国を訪れましたか。	Which countries have you visited within the past year?
(国名)を訪れたことがありますか。	Have you ever visited (country name)?
いつ行きましたか。	When did you go?
いつ帰国しましたか。	When did you return?
滞在中に、結核に感染しているかもしれない人と接触がありましたか。	Were you in contact with anyone who may have had tuberculosis during your stay?
帰国以来、結核の検査を受けたことはありますか。	Have you been tested for tuberculosis since returning?
最近、長距離を飛行機で移動したことはありますか。	Have you been on any long distance flights recently?
飛行機での移動はどれくらいでしたか、そしていつ戻りましたか。	How long was the flight and when did you return?

e 家族歴　Family history (→1-iii e 家族歴 p. 29)

ご家族で肺の病気または肺に関する問題を経験した方はいますか。	Has anyone in your family ever suffered from a lung condition or any form of lung disease?
<u>病気にかかった</u>とき、その方は何歳でしたか。 ▶ 病気と診断された	How old was he/she when <u>it happened</u>? ▶ he/she was diagnosed

3 呼吸器系の医療面接

Chapter 4
消化器系の医療面接
Gastrointestinal History

i 消化器系の症状
ii 消化器系の疾患
iii 消化器系の疾患に関連する
　危険因子

4-i 消化器系の症状 — Common gastrointestinal symptoms

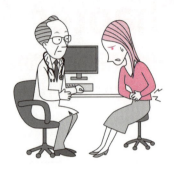

a 腹痛　Abdominal pain

(→1-ii b 痛み p. 22)

b 肛門直腸の痛み　Anorectal pain

肛門の周りに痛みはありますか。	Do you have any pain around your anus?
排便の際に痛みはありますか。	Is it painful when you pass stool?

c 腹部の腫れ　Abdominal swelling

腹部の腫れやしこりに気づいたことはありますか。	Have you noticed any swelling or lumps anywhere on your abdomen? ■ stomachやbellyという表現をabdomenの代わりに使うこともできる。子供にはtummyでもいい。
最初に腫れやしこりに気づいたのはいつですか。	When did you first notice them?
腫れやしこりがあるのはどこか見せてくださいますか。	Can you show me where they are?

痛みがあったり、押したときに痛かったりしますか。	Are they painful or tender? ❗tenderは「圧痛」の意味。
大きさが変わりましたか。	Have they changed in size?

d 女性化乳房　Gynecomastia

(→11-i J 乳房組織の変化 p. 188)

乳房が大きくなっているのに気づいたことはありますか。	Have you noticed any increase in the size of your breast tissue?
乳首の周りの皮膚の変化に気づいたことはありますか。	Have you noticed any change in the skin around your nipples?
しこりは大きくなりましたか、小さくなりましたか、それとも変わりませんか。	Is the lump increasing in size, decreasing in size or staying the same size?
その皮膚の変化に最初に気づいたのはいつですか。	When did you first notice the change?
しこりは痛みがあったり、押したときに痛かったりしますか。	Is the lump painful or tender?
乳首からの分泌物に気づいたことがありますか。	Have you noticed any discharge from your nipples?

e 吐き気　Nausea

最近、吐き気を感じますか。	Have you felt nauseous recently? ❗nauseousは形容詞。
吐き気がありますか。	Do you have nausea? ❗nauseaは名詞。

4 消化器系の医療面接

吐き気を感じたとき、何をしていましたか。吐き気を引き起こすものはありますか。	What were you doing when you felt nauseous? Does anything trigger the nausea?
吐き気はたいていどれくらいの時間続きますか。	How long does the nausea usually last?
吐き気を和らげたり悪化させたりするものはありますか。	Does anything make the nausea better or worse?

6 嘔吐と吐血　Vomiting and hematemesis

吐きましたか。	Have you vomited [been vomiting]?
食べたものが上がってきますか。	Do you have any difficulty keeping food down?
最近吐き気がすることはありますか。	Have you been retching recently?
何回吐きましたか。	How many times did you vomit?
最初に吐いたのはいつですか。 ▶最後に	When did you first vomit? ▶ last
1日合計何回吐きましたか。	In total how many times have you vomited?
1日平均何回くらい吐きますか。	On average how many times per day have you vomited?
特定の時間に吐きますか。たとえば朝、夜、または運動したあとや食べたあとに吐きますか。	Do you vomit at any particular time? For example, do you vomit in the morning, at night, or after exercising or eating?

68

吐くのは少しだけですか、それともたくさんですか。	Do you vomit a small or large amount?
吐いたあと、気分はましになりますか。	Did you feel better after vomiting?
嘔吐物はどんな感じですか。たとえば、未消化の食べ物か胆汁か水のようですか。	What does the vomit look like? For example, is it undigested food, bile, or water? ❗vomitは動詞も名詞も同じ形。
嘔吐物に血が混ざっているのに気づいたことはありますか。	Have you noticed any blood in your vomit?
嘔吐物は何色でしたか。	What color was it?
血の固まりはありましたか。	Were there any clots?
何度、血を吐きましたか。	How many times have you vomited blood?
嘔吐物はコーヒーの出しがらのようでしたか。	Does the vomit look like coffee grounds?

8 体重の増減　Weight loss and weight gain

体重の変化に気づいたことはありますか。	Have you noticed any change in your weight?
最近、どのように体重が変化しましたか。	How has your weight changed recently?
洋服のサイズが合わなくなったことに気づいたことはありますか。きつすぎたり緩すぎることはないですか。	Have you noticed that your clothes don't fit you any more? Do they feel too tight or too loose?

4 消化器系の医療面接

体重がどれくらい<u>増えました</u>か。 ▶ 減りました	How much weight have you <u>gained</u>? ▶ lost
どれくらいの期間で体重が<u>増えました</u>か。 ▶ 減りました	Over what period have you <u>gained</u> weight? ▶ lost ❗ gain/lose one's weightは間違い。gain/lose weightが正しい。
意図的に体重を<u>増やしました</u>か。 ▶ 減らしました	Is the weight <u>gain</u> intentional? ▶ loss
体重を<u>増やそう</u>としていますか。 ▶ 減らそう	Have you been trying to <u>gain</u> weight? ▶ lose
食べている物の量や種類を変えましたか。	Have you changed the amount or type of food that you have been eating?
いつもより運動量が<u>増えて</u>いますか。 ▶ 減って	Have you been doing <u>more</u> physical activity than usual? ▶ less ❗「いつもより」はmore than usualと表現する。

h 食欲亢進・低下　Gain and loss of appetite

食欲はどうですか。	How is your appetite?
食欲の変化に気づいたことはありますか。	Have you noticed a change in your appetite?
普段1日にどれくらい<u>食べ</u>ますか。 ▶ 飲み	On a usual day how much do you <u>eat</u>? ▶ drink

<u>今日</u>、何を食べましたか。 ▶ 昨日／先週	What did you eat <u>today</u>? ▶ yesterday/last week
空腹を感じることがよくありますか。	Do you often feel hungry?

■ 嚥下困難　Dysphagia (Difficulty or pain on swallowing)

飲み込むのが難しいことはありますか。	Do you have any difficulty swallowing?
それはいつ始まりましたか。	When did it start?
いつも飲み込むのが難しいですか、特定の時間だけですか、または特定の食べ物を食べたときですか。	Do you have difficulty all the time, at certain times, or with certain foods?
どんな種類の食べ物を飲み込むのが難しいですか。	What types of foods are difficult to swallow?
飲み込んだとき痛みがありますか。	Is it painful when you swallow?
どこかで食べ物がつまる感じがしますか。どこですか。	Do you feel the food gets stuck at a certain place? Can you show me where?
難しさは和らいでいますか、ひどくなっていますか、それとも変化ありませんか。	Is the difficulty getting better, getting worse, or staying the same?
水分を飲むのは難しいですか。	Do you have difficulty swallowing <u>liquids</u>? ❗ liquidsは液体、水分を指す。
飲み込んだときに咳き込んだりむせたりすることはありますか。	Do you ever cough or choke when trying to swallow?

4 消化器系の医療面接

j 消化不良、胸やけ、胃酸逆流
Dyspepsia (Indigestion), heartburn and acid reflux

消化不良を起こしたことがありますか。	Do you ever suffer from indigestion?
食後に不快感がありますか。	Do you ever feel discomfort after eating?
特定の食べ物によって不快感はひどくなりますか。	Do certain types of food make it worse?
胸やけがしたことはありますか。	Do you ever get heartburn?
食事の直後に口の中に苦いまたは酸っぱい味がしたことはありますか。	Do you ever get a bitter or acidic taste in your mouth soon after eating?

k 排尿習慣の変化と排尿痛
Change in urinary habit and pain on urination (→8-i b 排尿障害 p. 134)

l 排便習慣の変化、便秘、下痢
Change in bowel habit, constipation and diarrhea

お通じの変化に気づいたことはありますか。	Have you noticed any change in your bowel habits?
下痢をしていますか。	Do you have diarrhea?
便秘をしていますか。	Do you feel constipated?
お通じをしたいのに、実際には出ないということがありますか。	Do you ever feel as though you need to pass stool but are unable to do so?
最後にお通じがあったのはいつですか。	When was the last time that you passed stool?

<u>1日</u>に何回お通じが出ますか。 ▶ 1週間	How many times do you usually pass stool per <u>day</u>? ▶ week
お通じのとき、痛みがありますか。	Is it painful when you pass stool?
お通じは何色ですか。	What color is your stool?
下痢は軟らかい感じですか、それとも水のような感じですか。	Is your diarrhea soft or like water?
お通じのにおいが普段と違いますか。	Does your stool have an unusual smell?
お通じのために何か薬を飲んだことはありますか。	Have you taken any medication to affect your stool?

! 排便については、いろいろな口語表現やスラングが存在する。中には失礼な表現になるものもあるので、「排便する」というときは基本的にはpass stoolまたはopen one's bowelsを使う。defecateは専門用語。pooやpoopは子供に使います。

m タール状便と直腸出血　Melena (Tarry stool) and rectal bleeding

お通じに血、粘液、または膿が混じっているのに気づいたことはありますか。	Have you noticed any blood, mucus, or pus in your stool?
お通じの度に毎回、<u>血</u>が混じっていますか。 ▶ 粘液、膿	Do you notice the <u>blood</u> every time you pass stool? ▶ mucus/pus
何回、血が混じっていることに気づきましたか。	How many times have you noticed blood?
血は何色ですか。	What color is the blood?
およそどれくらいの量の血が出ましたか。	Approximately, how much blood have you noticed?

4 消化器系の医療面接

血の固まりはありますか。	Are there any clots?
血は便器の中に出ましたか、それとも、トイレットペーパーにつきましたか。	Is the blood in the toilet or on the paper?
血は便に混じっていましたか。	Is the blood mixed in with the stool?
黒い、または、タール状の便が出たことはありますか。	Do your stools ever look black or tarry?

n 脂肪便　Steatorrhea (Fatty stool)

便を流すのに苦労したことはありますか。	Do you ever have difficulty flushing your stools?
あなたの便は普段、便器の中に浮かびますか。	Do your stools usually float in the toilet?
便がとても薄い茶色または灰色ですか。	Do your stools look very light brown or light grey?
便をしたあと、トイレに油の滴が浮かんでいることに気づいたことはありますか。	Do you ever notice oil droplets in the toilet after you've passed stool?
便のにおいが普段と違いますか。	Do your stools have an unusual smell?

☑ トイレの様式や排便習慣については文化の差があり、それが質問や答えに影響を与えることがある。

o 腸内ガス・おなら　Flatus (Passing gas)

❗「おならをする」にはスラングを含め多くの表現があるが、pass gas がもっとも適切で理解されやすい。

最近、おならをしますか。	Have you been passing gas recently?

いつもよりおならの回数が多かったり少なかったりしますか。	Have you been passing more or less gas than usual?
最後におならをしたのはいつですか。	When was the last time that you passed gas?
おならのにおいが普段と違いますか。	Does it have a different odor than usual?
おならのにおいが普段より強いですか。	Does it have a stronger odor than usual?
食べたり飲んだりすると、普段よりおならの回数が増えるものはありますか。	Are there any foods or drinks that make the gas more frequent than usual?
膨満感がありますか。	Do you feel bloated?

🅟 大便失禁　Fecal incontinence

最近便をもらしたことがありますか。	① Have you leaked stool recently? ② Have you soiled yourself recently?
何回便をもらしましたか。	How many times?
<u>最初に</u>便をもらしたのはいつでしたか。 ▶ 最後は	When was the <u>first time</u>? ▶ last time
<u>咳をしたとき</u>、より便をもらしやすいですか。 ▶ くしゃみをしたとき／笑ったとき	Is it worse when you <u>cough</u>? ▶ sneeze/laugh
尿も一緒にもれますか。	Do you leak urine at the same time?

4 消化器系の医療面接

9 疲労　Fatigue

最近、普段より疲れますか。	Have you been feeling more tired than usual recently?
常に疲れていますか、それとも<u>1日の特定の時間</u>だけですか。 ▶ 1週間のうちの特定の日に	Do you feel tired all the time or <u>at certain points in the day</u>? ▶ at certain points in the week
以前よりすぐに疲れますか。	Do you get tired more easily than you used to?
もっとも疲れるのはどんなことをしたときですか。	What types of activities make you feel most tired?
体全体に疲れを感じますか、それとも体の特定の部位に疲れを感じますか。	Do you feel tired all over or in certain parts of your body?
眠ると疲れがとれますか。	Does sleeping relieve your tiredness?
普段、一晩に何時間眠りますか。	How many hours do you usually sleep per night?
疲れによって、仕事や日々の生活が妨げられますか。	Does the tiredness interfere with your work or daily life?

10 黄疸　Jaundice

皮膚の色が変わったことに気づいたことはありますか、または誰かにそう指摘されたことはありますか。	Have you noticed, or has anyone else noticed, that your skin has changed color?
体の皮膚のどこか、または白目が普段より黄色くなっていませんか。	Has your skin become more yellow in any parts of your body, or in the whites of your eyes?

s 掻痒　Pruritus (Itch)

最近、普段より痒かったり、掻きむしったりしてしまうことはありませんか。	Have you been itching or scratching more than usual recently?
最近、皮膚が痒いことはありませんか。	Has your skin felt itchy recently?

t 口腔内潰瘍　Mouth ulcers

最近、口に潰瘍ができたり荒れたりしたことはありますか。	Have you noticed any ulcers or sores in your mouth recently? ❗ ulcerとsoreは同じ意味。
潰瘍はいくつできましたか。	How many ulcers do you have?
痛みはありますか。	Are they painful?
最初に潰瘍に気づいたのはいつですか。	When did you first notice them?
どれくらいの頻度で口の中に潰瘍ができますか。	How often do you get mouth ulcers?
潰瘍から出血しますか。	Do they ever bleed?

4　消化器系の医療面接

4-ii 消化器系の疾患 / Common gastrointestinal conditions

🔊 13

❗ 既往歴について尋ねるときは可能な限り医学用語と一般用語を両方使う。すでに病院で診断がついている場合は患者さんも医学用語で病名を知っているが、確定診断を受けていない場合は一般用語のほうが理解されやすい。

a 消化器系の疾患（一般） Gastrointestinal disease (general)

過去に、胃や腸に関する問題が何かあったことはありますか。	Have you ever had any problems with your stomach or intestines?

b 胃潰瘍と十二指腸潰瘍 Gastric and duodenal ulcers

胃潰瘍または十二指腸潰瘍と診断されたことはありますか。	Have you ever been diagnosed with a stomach or duodenal ulcer?

c 胆石 Gallstones

❗ gallstones は発音注意。

胆石と診断されたことはありますか。	Have you ever been diagnosed with gallstones?
胆嚢に何か問題があったことはありますか。	Have you ever had any problems with your gallbladder?

d 肝臓疾患（一般） Hepatic disease (general)

過去に肝臓に関する問題が何かあったことはありますか。	Have you ever had any problems with your liver?

e 膵臓疾患(一般)　Pancreatic disease (general)

| 膵臓に関する問題が何かあったことはありますか。 | Have you ever had any problems with your pancreas? |

f セリアック病、過敏性腸症候群、食物不耐症
Celiac disease, irritable bowel syndrome and food intolerance

| 何らかの食べ物、たとえば小麦、グルテン、卵、牛乳などに耐性がないと言われたことはありますか。 | Do you suffer from any form of food intolerance, for example wheat, gluten, eggs, or milk? |
| セリアック病または過敏性腸症候群と診断されたことはありますか。 | Have you ever been diagnosed with celiac disease or irritable bowel syndrome? |

g 炎症性腸疾患(潰瘍性大腸炎またはクローン病)
Inflammatory bowel disease (Ulcerative colitis or Crohn's Disease)

| 炎症性腸疾患と診断されたことはありますか。 | Have you ever been diagnosed with inflammatory bowel disease? |

4-iii 消化器系の疾患に関連する危険因子
Commonly associated risk factors for gastrointestinal disease

🔊 14

a 飲酒と麻薬使用
Alcohol consumption and recreational drug use (→1-iii h 社会歴 p. 32)

b 食事　Diet

普段の食事について教えていただけますか。	Can you describe the type of foods that you usually eat?
<u>今日</u>、何を食べましたか。 ▶昨日／先週	What did you eat <u>today</u>? ▶ yesterday/last week
最近、変なものや普段は食べないものを食べませんでしたか。	Have you eaten anything strange or unusual recently?
最近、生ものやきちんと火が通っていないものを食べませんでしたか。	Have you eaten any raw or undercooked foods recently?
果物や野菜を十分に摂っていますか。	Do you eat plenty of fruits and vegetables?
ファーストフードやジャンクフードを食べますか。どれくらいの頻度で食べますか。	Do you eat fast food or junk food? How often?

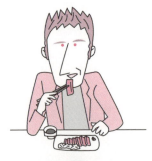

c 旅行　Travel

(→1-iii h 社会歴 p. 34、3-iii d 旅行 p. 63)

最近、海外旅行をしましたか。	Have you traveled abroad [overseas] recently?
ここ1年間、どこの国に行きましたか。	Which countries have you visited within the last year?
そこに滞在している間、変なものや普段は食べないものを食べましたか。	Did you eat any strange or unusual foods while staying there?
そこに滞在している間、生ものやきちんと火が通っていないものを食べましたか。	Did you eat any raw or undercooked foods while staying there?

d 家族歴　Family history

(→1-iii e 家族歴 p. 29)

家族に、胃の症状で悩んだり、胃の病気を持っている人はいますか。 ▶腸／肝臓／膵臓	Has anyone in your family ever suffered from stomach symptoms or disease? ▶intestine/liver/pancreas
発病したとき、彼／彼女は何歳でしたか。 ▶診断された	How old was he/she when it happened? ▶he/she was diagnosed

4　消化器系の医療面接

Chapter 5
神経系の医療面接
Neurological History

i	神経系の症状
ii	神経系の疾患
iii	神経系の疾患に関連する危険因子

5-i　神経系の症状　　Common neurological symptoms

🔊 15

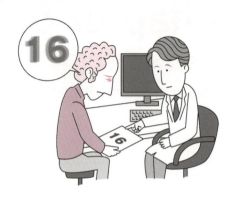

a 頭痛　Headache　　(➡1-ii b 痛み p. 22)

b 視力の変化　Change in vision　　(➡15-i 眼科の症状 p. 230)

最近、視力の変化に気づきませんでしたか。	Have you noticed any change in your vision recently?
片方の目がもう片方より悪いですか、それとも両目とも同じですか。	Is one eye worse than the other or are they both the same?
視力の変化はいつ、始まりましたか。	When did it start?
視力はだんだんひどくなっていますか、よくなっていますか、それとも変わりませんか。	Is it getting worse, better, or staying the same?
目または目の周りに痛みはありますか。	Do you have any pain in, or around, your eyes?

<u>明るい光を見たときに</u>痛みますか。 ▶ 明るい部屋にいるとき に	Is it painful <u>when you look at bright lights</u>? ▶ when you are in a bright room
近くで物を見るとき、または遠くから見るときに、見にくさを感じますか。	Do you have difficulty looking at things close up or far away?
最近、物を見にくく感じますか。	Recently, have you had any difficulty seeing [looking at] objects?
最近、<u>本</u>を読みにくいと感じますか。 ▶ 看板／文字	Recently, have you had any difficulty reading <u>books</u>? ▶ signs/letters
物が二重に見えたことはありますか。	Do you ever get double vision?
物がかすんで見えることはありますか。	Do you ever get blurred vision?
閃光が見えることはありますか。	Do you ever see flashes of light?
視界に黒い点が見えることはありますか。	Do you ever see dark spots in your vision?
点やゴミのようなものが視界を漂うことはありますか。	Do you ever see dots or particles floating in your vision?
眼鏡かコンタクトレンズをつけていますか。	Do you wear glasses or contact lenses? ❗ glassesとcontact lensesは通常複数形。
最後に視力の検査をしたのはいつですか。	When was the last time that you had your vision tested?

5 神経系についての医療面接

C 聴力の変化　Change in hearing

最近、聴力の変化を感じたことはありますか。	Have you noticed any change in your hearing recently?
<u>会話を</u>聴き取りにくいと感じたことはありますか。 ▶ 人が話しているのを／テレビを／ラジオを	Do you have difficulty hearing <u>conversation</u>? ▶ people speaking/the television/the radio
耳鳴りがしますか。	Do you hear ringing or buzzing in your ears? ❗ringingは「キーン」という音、buzzingは「ブーン」という音。
耳がつまっているように感じることはありますか。	Do you ever feel as though your ears are blocked?
それはいつ始まりましたか。	When did it start?
それは両耳ですか、それとも片方の耳ですか。	Is it both ears, or just one ear?
どちらの耳がよりひどいですか。	Which ear is worse?
だんだんひどくなっていますか、よくなっていますか、それとも変わりませんか。	Is it getting worse, better, or staying the same?
騒々しい環境で働いていますか。	Do you work in a loud [noisy] environment?
最近、騒々しい場所に行ったことがありますか。	Have you recently been in a loud [noisy] environment?
日常的に、大音量で音楽を聴きますか。	Do you regularly listen to loud music?

d 話し方の変化　Change in speech

最近、ご自分の話し方の変化に気づいたことはありますか。	Recently, have you noticed any change in your speech?
話したり、ことばを思い出したり、言いたいことを表現するのを困難に感じたことはありますか。	Do you have any difficulty speaking, forming words, or expressing yourself?

e 嗅覚・味覚の変化　Change in smell and taste

最近、嗅覚や味覚の変化に気づいたことはありますか。	Have you noticed any change in your sense of smell or taste recently?
最初にそれに気づいたのはいつですか。	When did you first notice it?

f 嚥下の異常　Swallowing abnormalities　(→4-i ■ 嚥下困難 p. 71)

g めまい　Dizziness and vertigo

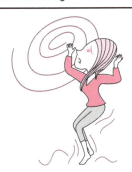

! vertigoは専門用語で患者さんには理解されないことが多い。

めまいを感じることはありますか。	Do you ever feel dizzy?

どんなめまいだったか教えていただけますか。	Can you describe your dizziness for me?
部屋が回っていると感じることはありますか。	Do you ever feel like the room is spinning?
頭がふらふらすることはありますか。	Do you ever feel light-headed?
それは徐々に起こりますか、それとも突然起こりますか。	Does it <u>come on</u> gradually or suddenly? ❗ come onは「始まる」、「起こる」の意味の句動詞。
めまいが最初に起こったのはいつですか。	When did it first start?
どれくらいの頻度でめまいを感じますか。 ▶ 頭がふらふらする	How often do you <u>feel dizzy</u>? ▶ feel light-headed
たとえば立ち上がったときなど、何かのきっかけでめまいが起こりますか。	Does anything trigger the dizziness, for example standing up?
たとえば、横になるなど、何かによってめまいが消えますか。	Does anything make the dizziness go away, for example lying down?
通常、めまいはどれくらい続きますか。	How long does the dizziness usually last?
めまいはよくなっていますか、悪くなっていますか、それとも変わりませんか。	Is the dizziness getting better, worse, or staying the same?
めまいの頻度が減っていますか、頻度が増えていますか。	Is the dizziness getting less frequent, more frequent?

h 失神　Syncope　(→2-i 8 失神 p. 44)

! syncopeは専門用語。

i 感覚の変化　Change in sensation

手の感覚に変化を感じたことはありますか。 ▶ 脚／足／顔	Have you noticed any change in the sensation of your <u>hands</u>? ▶ legs/feet/face
手がしびれたり、ひりひりしたり、ちくちくしたりすることはありますか。 ▶ 脚／足／顔	Do you ever feel numbness, tingling, or pins-and-needles in your <u>hands</u>? ▶ legs/feet/face
いつそのように感じますか。	When do you feel it?
どれくらいの頻度でそのように感じますか。	How often do you feel it?
通常、それはどれくらいの時間続きますか。	How long does it usually last?
何かをするとよくなったりひどくなったりしますか。	Does anything make it better or worse?

j 筋力低下　Muscle weakness

腕に力が入らないと感じることはありますか。 ▶ 脚／手／足	Do your <u>arms</u> ever feel weak? ▶ legs/hands/feet
筋力が低下していますか。	Do you have any muscle weakness?
それはいつ始まりましたか。	When did it start?
筋力が弱っていると感じるのはずっとですか、それとも、特定の時間だけですか。	Do you feel the weakness all the time or at certain times?

5　神経系についての医療面接

よく物を落としますか、または物を拾い上げるのが難しいと感じますか。	Do you often drop objects or have difficulty picking things up?
筋力が低下しているせいで、たとえば歩いたり、瓶の蓋を開けたり、着替えたりなど、特定の<u>作業</u>に困難を感じることはありますか。 ▶ 動作	Do you have difficulty performing certain <u>tasks</u> because of the weakness, for example, walking, opening jars, or dressing yourself? ▶ actions

k 歩行困難　Difficulty walking

最近、歩くのが困難だと感じることはありますか。	Have you had any difficulty walking recently?
最初に困難を感じたのはいつですか。	When did you first notice the difficulty?
最近、転んだことはありますか。	Have you fallen over recently?
立っているのに困難を感じたことはありますか。	Do you have any difficulty standing?

l 便失禁・尿失禁　Fecal and urinary incontinence
(→4-i p 大便失禁 p. 75、8-i s 尿失禁 p. 136)

m 熱　Fever
(→3-i i 熱 p. 58)

n 疲労　Fatigue
(→4-i q 疲労 p. 76)

◯ 発疹　Rash　　　　　　　　　（→13-i ⓐ 皮膚損傷と発疹 p. 206）

❗ 患者さんは皮膚が赤くなっていたり痒みがあるときにrashという表現を使用することが多い。

皮膚のどこかに発疹がありませんか。	Have you noticed a rash anywhere on your skin?
皮膚に発疹がないか確認したことはありますか。	Have you checked your skin for a rash?
発疹はどこにありますか。	Where is the rash?
発疹に最初に気づいたのはいつですか。	When did you first notice the rash?
発疹の範囲は広がってきていますか、小さくなってきていますか、それとも変わりませんか。	Is it increasing in size, decreasing in size, or staying the same size?
発疹は痒いですか、それとも痛いですか。	Is the rash itchy or painful?

◯ 発作、痙攣　Seizures, fits and convulsions

最近、発作や痙攣を起こしたことはありますか。	Recently have you had any seizures, fits, or convulsions? ❗ seizuresもfitsも「発作」の意味。seizuresが医学用語でfitsが一般用語だが、seizuresも患者さんに理解される。どちらも通常複数形。
<u>最初の</u>発作はいつでしたか。 ▶ 最後の	When was the <u>first</u> episode? ▶ last ❗ episodeは「発作」のこと。どのような種類の発作にも使うことができる。たとえば、頭痛（の発作）ならheadache episodeと言う。
発作はどれくらいの頻度で起こりますか。	How often do they occur?

5 神経系についての医療面接

発作はどれくらいの時間続きますか。	How long did it last?
意識を失いましたか。	Did you lose consciousness?
誰か、その発作を見た人はいましたか。	Did anyone witness it?
体が硬くなったり、震えたりしましたか。	Did your body become rigid or start to shake?
発作の間、体をけがしたり、頭を打ったりしましたか。	Did you injure your body or hit your head during the event? ❗ eventは何らかの「出来事」。ここでは発作または痙攣を意味している。
発作の間、舌を噛みましたか。	Did you bite your tongue during the event?
発作の間、吐きましたか。	Did you vomit during the event?
発作の間、失禁しましたか。	Did you lose continence during the event?
発作が起こる前、何らかの予兆がありましたか。	Did you feel any warning before the fit occurred?
発作のあと、どんな感じでしたか。	How did you feel after the fit?
発作のあと、すぐに回復しましたか。	Did you quickly recover after the event?

９ 不随意運動、震え　Involuntary movements and tremor

手や腕が震えますか。	Do you have a tremor in your hands or arms?

それは、震えのような感じですか、それとも痙攣のような感じですか。	Is the tremor shaking or jerking?
筋肉が引きつっているのに気づいたことはありますか。	Do you ever notice your muscles twitching?
それはいつ始まりましたか。	When did it start?
どれくらいの頻度で震えが起こりますか。	How often do you notice the tremor?
それはずっと起こっていますか、それとも特定の時間だけですか。	Is it all the time or just at certain times?
震えは安静にしているときに起こりますか、何かをしているときに起こりますか、それとも常に起こっていますか。	Is the tremor present when you are resting [still], when you are performing an action, or all the time?
それはましになっていますか、ひどくなっていますか、それとも変わりませんか。	Is it getting better, worse, or staying the same?

r 記憶　Memory

(→9-iii 精神衛生状態の評価 p. 165)

最近、記憶に問題がありますか。	Recently, have you had any problems with your memory?
普段より物忘れが激しくなりましたか。	Have you started to forget things <u>more than usual</u>?
	❗「いつもより」は more than usual と表現する。

5 神経系についての医療面接

s 混乱、人格の変化、気分
Confusion, personality change and mood

最近、混乱したり、誰かに混乱しているようだと指摘されたことはありますか。	Recently, have you been confused or has anyone commented that you seemed confused?
最近、たとえば怒りやすくなったり、動揺しやすくなったりなど、自分の性格が変わったと感じることがありますか。	Recently have you felt that your personality has changed, for example, do you find that you easily get angry or upset?
気分はどうですか。	How is your mood?
最近、普段より<u>落ち込んで</u>いますか。 ▶怒っていますか／幸せに感じますか／動揺しますか	Recently, have you felt more <u>depressed</u> than usual? ▶angry/happy/upset

t 首のこり　Neck stiffness

首にこりがありますか。	Do you have any neck stiffness?
首を動かすと痛みを感じますか。	Do you feel any pain when moving your neck?

u 吐き気、嘔吐　Nausea and vomiting　（➡4-i e 吐き気 p. 67)

5-ii 神経系の疾患 / Common neurological conditions

a 神経疾患(一般) Neurological disease (general)

神経の病気や、脳や神経に関して問題を経験したことはありますか。	Have you ever had any type of neurological disease or problem with your brain or nerves?

b 脳卒中、くも膜下出血、脳血管障害
Stroke, subarachnoid hemorrhage and cerebrovascular accidents

脳に出血がある、または血栓があると診断されたことはありますか。	Have you ever been diagnosed with a bleed or clot in your brain?
脳卒中になったことはありますか。	Have you ever suffered from a stroke?

c 神経系感染症 Neurological infection

脳または脊髄の感染症にかかったことはありますか。	Have you ever suffered from an infection of your brain or spinal cord?

d 片頭痛、緊張性頭痛、群発性頭痛
Migraines, tension headaches and cluster headaches

頭痛がしたことはありますか。	Have you ever suffered from headaches?
それはどんな種類の頭痛だったかご存知ですか。	Do you know what type of headaches they were?

e 高血圧 Hypertension

高血圧と診断されたことはありますか。	Have you ever been diagnosed with high blood pressure?
普段の血圧を知っていますか。	Do you know what your blood pressure normally is?

f てんかん Epilepsy

てんかんと診断されたことはありますか。	Have you ever been diagnosed with epilepsy?

5-iii 神経系の疾患に関連する危険因子 / Commonly associated risk factors for neurological disease

a 薬　Medications
(→1-iii d 薬とアレルギー p. 28)

🔊 17

b 感染症　Recent infections

最近、体調が悪いですか。	Have you been ill or unwell recently? ❗ ill と unwell は同じ意味。
最近、感染症にかかったことはありますか。	Have you had any infections recently?
体調が悪かったのはいつですか。	When were you unwell?
病院に行きましたか。	Did you go to the hospital or see a doctor? ❗ go to a doctor と see a doctor は同じ意味。
今は、完全に回復していますか。	Have you recovered completely now?

c 社会状況、機能、可動性
Social situation, function and mobility

一軒家に住んでいますか、それともマンションに住んでいますか。	Where do you live, for example in a house or apartment? ❗「マンション」は apartment と表現する。mansion は「大邸宅」や「館」の意味。
誰と一緒に住んでいますか。	Who do you live at home with?

5 神経系についての医療面接

家で誰か介助してくれる人はいますか。	Is there anyone who helps you at home?
歩いたり、階段を上ったり、家の中で移動するのに困難を感じていますか。	Do you have any difficulties walking, climbing stairs, or getting around your home?
着替えたり、掃除をしたり、食事をしたり、身の回りのことをするのに困難を感じますか。	Do you have any difficulties getting dressed, cleaning, eating, or taking care of yourself?
家で安心して暮らせていますか。	Do you feel safe within your home?
車を運転しますか。	Do you drive?
右利きですか、左利きですか。	Are you right or left-handed?

d 外傷　Trauma

(→1-iii b 過去の健康問題 p. 26)

最近、転んだり、頭をけがしたことはありますか。	Recently have you had any falls or head injuries?
どのようにしてけがをしたのですか。	How did you injure yourself?
意識を失いましたか。	Did you lose consciousness?
病院に行きましたか。	Did you go to the hospital [see a doctor]?

e 家族歴　Family history

(→1-iii e 家族歴 p. 29)

ご家族に、神経の病気にかかったり、脳や神経に影響を与える病気にかかった人はいますか。	Has anyone in your family ever suffered from a neurological condition or a condition affecting their brain or nerves?

<u>その病気を発症したとき</u>、何歳でしたか。 ▶ その病気と診断されたとき	How old was he/she <u>when it happened</u>? ▶ he/she was diagnosed

5 神経系についての医療面接

医療面接前の英語表現

🔊 18

医療面接が始まる前、患者さんが病院に到着してから診察室に入る前までに使える便利な英語表現を紹介します。

1 初診の場合

初診ですか。

Is this your first visit?

医師の紹介状をお持ちですか。

Do you have a referral from a doctor?

何科にかかりたいですか。

Which department would you like to go to?

外来患者さん用の診察申込書に記入してください。

Would you fill in the registration form as an outpatient?

診察申込書を健康保険証と一緒に受付に提出してください。

Please submit the registration form with your health insurance card at the reception.

健康保険証をお持ちでない場合は、診察費の全額を現金でお支払いいただくことになります。

If you don't have your insurance card with you, you will have to pay the full medical cost in cash.

緊急の場合はどなたに連絡を取ればいいですか。

Whom should we contact in case of emergency?

待合室でおかけになってください。

Please have a seat in the waiting room.

問診票に記入してください。

Would you fill in the medical questionnaire?

熱を測りますので、この体温計を脇の下に入れてください。

Please put this thermometer under your arm so we can measure your temperature.

あの機械で血圧を測ってください。

Please measure your blood pressure using that machine.

呼ばれるまでこちらでお待ちください。

Please wait here until you are called.

呼ばれたら3番の診察室にお入りください。

When you are called, please enter Consultation Room 3.

医師とすぐにお話できます。

The doctor will be with you soon.

もう少し待てますか。

Would you be able to wait a little longer?

今、混んでいますのでここで40分くらいお待ちいただきます。

We have to ask you to wait here for about 40 minutes because many patients are waiting.

お待ちの間に気分が悪くなったらすぐにお知らせください。

Please let us know immediately if you get worse while waiting.

2 再診の場合

再診でしたら、2番カウンターにお越しください。

If this is a return visit, please go to Counter 2.

診察券と健康保険証はお持ちですか。

Do you have your patient ID card and health insurance card?

診察券を皮膚科のボックスに入れてください。

Please put your patient ID card in the box in front of the Dermatology Department.

Chapter 6
内分泌系の医療面接
Endocrine History Taking

---
i 内分泌系の症状
ii 内分泌系の疾患
iii 内分泌系の疾患に関連する
　　危険因子

6-i 内分泌系の症状 / Common endocrine symptoms

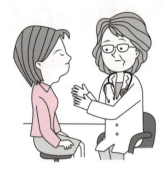

a 甲状腺疾患　Thyroid disease (→1-ii b 痛み p. 22)

● 甲状腺腫　Goiter (Neck swelling)

首の腫れやしこりに気づいたことはありますか。	Have you noticed any swelling or lumps in your neck?
それには痛みがありますか。	Is it painful?
最初にそれに気づいたのはいつですか。	When did you first notice it?
それは大きくなっていますか、小さくなっていますか、それとも変わりませんか。	Has it increased in size, decreased in size, or stayed the same size?
飲み込むのが困難ですか。	Is it difficult to swallow?
飲み込むときに痛みますか。	Is it painful to swallow?

● 体重の変化　Weight change (→4-i g 体重の増減 p. 69)

最近、体重の変化に気づきましたか。	Have you noticed any change in your weight recently?

これまでで<u>一番重かった</u>とき、体重はどれくらいでしたか。 ▶ 一番軽かった	What is the <u>most</u> that you have ever weighed? ▶ least
服が普段より<u>きつく</u>感じますか。 ▶ ゆるく	Do your clothes feel <u>tighter</u> than usual? ▶ looser

● 排便習慣の変化　Change in bowel habit

(→4-i ❶ 排便習慣の変化、便秘、下痢 p. 72)

排便の習慣に変化がありましたか。	Have you noticed any change in your bowel movements?
便秘気味ですか。	Do you feel constipated?
下痢をしていますか。	Do you have diarrhea?

● 月経の変化　Change in menstruation

(→11-i ❺ 頻発月経、希発月経、無月経 p. 187)

月経に変化がありましたか。	Have you noticed any change in your menstrual periods?
最後の月経はいつでしたか。	When was your last menstrual period?
月経が普段より<u>重い</u>ですか。 ▶ 軽い	Are your periods <u>heavier</u> than usual? ▶ lighter

● 温度不耐性　Temperature intolerance

普段より<u>寒く</u>感じますか。 ▶ 暑く	Do you feel <u>colder</u> than usual? ▶ warmer
普段より着る服が<u>増えて</u>いますか。 ▶ 減って	Do you find yourself wearing <u>more</u> clothes than usual? ▶ less

<u>暑さ</u>により敏感になっていますか。 ▶ 寒さ	Are you more sensitive to <u>hot</u> conditions? ▶ cold

● 発汗・皮膚・髪の変化　Sweat, skin and hair change

皮膚に変化がありましたか。	Have you noticed any change in your skin?
皮膚が普段より<u>乾燥して</u>いますか。 ▶ 湿って	Is your skin <u>drier</u> than usual? ▶ more moist
最近、普段より汗をかきますか。	Recently, do you sweat more than usual? ❗「いつもより」はmore than usualと表現する。
髪に変化がありましたか。	Have you noticed any change in your hair?
最近、普段より抜け毛が多いですか。	Have you been losing more hair than usual recently?

● 動悸・頻脈　Palpitations and tachycardia　　　(→2-i 🄲 動悸 p. 43)

心臓の鼓動を速く感じたり、ドキドキすることはありますか。	Do you ever feel your heart racing or pounding?
心臓の鼓動が飛ぶことはありますか。	Does your heart ever skip or miss a beat?

● 不安感・気分の変化　Anxiety and mood change　　　(→9-i 🄲 気分 p. 151)

最近、気分に変化を感じますか。	Recently, have you noticed any change in your mood?
普段より不安を感じますか。	Do you feel more anxious than usual?

落ち着きがないですか／気が休まりませんか。	Do you feel restless?
悲しかったり、気分が落ち込んだりしますか。	Do you feel sad/low in mood?

● **震え** Tremor　　　　　　　　　　　　（➡5-i **g** 不随意運動・震え p. 92）

手や腕に震えがありますか。	Do you have a tremor in your hands or arms?
それは震えのような感じですか、それとも痙攣のような感じですか。	Is the tremor shaking or jerking?
筋肉が引きつっているのに気づいたことはありますか。	Do you ever notice your muscles twitching?

● **声の変化** Voice change

最近、声の変化に気づいたことはありますか。	Have you noticed any change in your voice recently?
普段より声がしわがれていますか。	Is your voice more hoarse than usual?

● **目・視力の変化** Eyes and vision change　　　（➡5-i **b** 視力の変化 p. 84）

最近、目や視力に変化がありましたか。	Recently, have you noticed any change in your eyes or in your vision?
目の周りが腫れていますか。	Have you noticed any swelling around your eyes?

● **筋力低下** Muscle weakness　　　　　　　（→5-i **j** 筋力低下 p. 89）

<u>腕</u>に力が入らないと感じることはありますか。 ▶脚／手／足	Do your <u>arms</u> ever feel weak? ▶ legs/hands/feet

6 内分泌系の医療面接

筋肉が弱っていると感じますか。	Do you have any muscle weakness?

b 糖尿病　Diabetes mellitus

● 体重減少　Weight loss

最近、体重の変化に気付きましたか。	Have you noticed any change in your weight recently?

● 多尿症　Polyuria (Increased urination)　(→8-i C 尿の回数と量の変化 p. 135)

最近、尿をたすためにトイレに行く頻度が増えましたか。	Recently have you been going to the restroom [toilet] more frequently to pass urine?
最近、尿をたすために夜間にトイレに行く頻度が増えましたか。	Recently have you been going to the restroom [toilet] at night more frequently to pass urine?
最近、普段より多くの尿が出ますか。	Have you been passing more urine than usual recently?

● 多渇症　Polydipsia (Increased thirst)

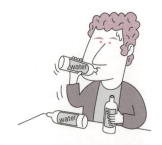

最近、普段より喉がかわきますか。	Recently have you been thirstier than usual?
最近、普段より多くの水を飲んでいますか。	Have you been drinking more water than usual recently?

| 平均して、1日にどれくらいの水分を摂りますか。
▶ グラス何杯の／コップ何杯の／びん何本分の | On average, <u>how much liquid</u> do you drink in a day?
▶ how many glasses/how many cups/how many bottles of liquid |

● **多食症**　Polyphagia (Increased appetite)　　（➡4-i **h** 食欲低下 p. 70）

最近、普段よりお腹が減りますか。	Recently have you been hungrier than usual?
最近、普段よりたくさん食べていますか。	Have you been eating more than usual recently?
平均して、1日にどれくらい食べますか。	On average, how much food do you eat in a day?

● **神経障害**　Neuropathy　　（➡5-i **f** 感覚の変化 p. 89）

| 最近、<u>足</u>の感覚の変化に気づきましたか。
▶ 手／脚 | Have you noticed any change in the sensation in your <u>feet</u>?
▶ hands/legs |
| <u>足</u>がひりひりしたりちくちくしたりしますか。
▶ 手／脚 | Do you feel tingling or pins-and-needles in your <u>feet</u>?
▶ hands/legs |

● **腎症**　Nephropathy　　（➡8-i **c** 尿の回数と量の変化 p. 135）

| 最近、尿の変化に気づきましたか。 | Have you noticed any change in your urine recently? |

● **網膜症**　Retinopathy　　（➡5-i **b** 視力の変化 p. 84）

| 最近、視力の変化に気づきましたか。 | Have you noticed any change in your vision recently? |

6　内分泌系の医療面接

- **末梢血管障害** Peripheral vascular disease

足に関して何らかの問題に気づきましたか。 ▶脚／手／腕	Have you noticed any problems with your <u>feet</u>? ▶ legs/hands/arms

- **冠動脈疾患** Coronary artery disease　　　　（→2-i a 身体労作時の胸痛 p. 40）

胸に痛みがありますか。	Have you had any chest pain?

C 副腎疾患　Adrenal disease

- **倦怠感** Malaise

体がだるく感じますか。	Do you feel <u>sluggish</u> or <u>lethargic</u>? ❗sluggishとlethargicは同じ意味。
普段の自分ではないと感じますか。	Do you feel like you are not your normal self?
全体として、不快感、倦怠感または疲労を感じますか。	Do you have a general feeling of discomfort, weakness or fatigue?

- **嘔気・嘔吐** Nausea and vomiting　　　　（→4-i c 吐き気 p. 67）

最近、吐き気を感じますか。	Have you felt nauseous recently?
最近、吐いたことはありますか。	Have you vomited recently? ▶ [been vomiting]

- **体重の変化** Weight change　　　　（→4-i g 体重の増減 p. 69）
- **皮膚の変化** Skin change

皮膚に変化がありましたか。	Have you noticed any change in your skin?

発疹や皮膚の色の変化に気づきましたか。	Have you noticed any rash or change in the color of your skin?

❗ 患者さんは皮膚が赤くなっていたり痒みがあるときにrashという表現を使用することが多い。

普段より、内出血しやすいと思いますか。	Have you noticed that your skin bruises more easily than normal?
皮膚にニキビが増えたと感じますか。	Have you noticed an increase in acne on your skin?

d 下垂体疾患　Pituitary disease

● 疲労　Fatigue　　　（→4-i g 疲労 p. 76）

最近、普段より疲れていると感じますか。	Have you been feeling more tired than usual recently?
疲れやすいですか。	Do you get tired easily?

● 食欲不振　Anorexia (Appetite loss)　　（→4-i h 食欲低下 p. 70）

最近、普段より食欲がないですか。	Have you been feeling less hungry than usual recently?
食欲の変化に気づきましたか。	Have you noticed any change in your appetite?

● 発汗　Sweating

最近、普段より汗をかきますか。	Recently, have you been sweating more than usual?

● 倦怠感　Weakness

最近、だるく感じたり、普段していることをできなくなったりしていますか。	Recently, have you felt weak or unable to do your usual activities?

● 性欲減退　Reduced libido　　　　　(→8-i n 性行為に関する病歴 p. 139)

性欲の減少に気づきましたか。	Have you noticed any reduction in your sex drive or desire? ❗ driveとdesireは同じ意味。
最近、以前より性行為に興味がなくなりましたか。	Recently, have you had less interest in sex than before?

● 顔貌の変化　Altered facial appearance

顔の形や大きさの変化に気づきましたか。	Have you noticed any change in the shape or size of your face?
知り合いに、顔の形や大きさの変化について指摘されましたか。	Has anyone you know noticed a change in the shape or size of your face?

● 手足の肥大　Enlarged hands/feet

手や足の形や大きさの変化に気づきましたか。	Have you noticed any change in the shape or size of your hands or feet?
最近、靴が合わなかったり、きつく感じることはありますか。	Recently have you noticed that your shoes no longer fit or feel too tight?
最近、指輪が合わなかったり、きつく感じることはありますか。	Recently have you noticed that rings no longer fit or feel too tight?

● 頭痛　Headaches　　　　　(→1-ii b 痛み p. 22)

最近、頭痛がありましたか。	Recently, have you had any headaches?

● 視覚の変化　Vision change　　　　　　（→5-i ❺ 視力の変化 p. 84）

最近、視覚の変化に気づきましたか。	Have you noticed any change in your vision recently?
物がかすんで見えたり、二重に見えたり、見えなくなったりすることに気づきましたか。	Have you noticed any blurred vision, double vision, or loss of vision?

6　内分泌系の医療面接

6-ii 内分泌系の疾患 — Common endocrine conditions

🔊 20

a 内分泌疾患 (一般)　Endocrine disease (general)

内分泌の病気やホルモンや内分泌腺に関する問題を経験したことはありますか。	Have you ever had any type of endocrine disease or problem with your hormones or glands?

b 甲状腺疾患　Thyroid disease

甲状腺の病気だと診断されたことはありますか。	Have you ever been diagnosed with any type of thyroid disease?

c 副腎疾患　Adrenal disease

クッシング症候群やアジソン病など、副腎の病気だと診断されたことはありますか。	Have you ever been diagnosed with any type of adrenal disease such as Cushing's Syndrome or Addison's Disease?

d 下垂体疾患　Pituitary disease

下垂体の病気だと診断されたことはありますか。	Have you ever been diagnosed with any type of pituitary disease?

e 糖尿病　Diabetes mellitus　(→1-i h 主訴 p. 21)

糖尿病と診断されたことはありますか。	Have you ever been diagnosed with diabetes?

どんな種類の糖尿病ですか。	What type of diabetes?
どんな治療を受けていますか。	What type of treatment do you take?
普段の血糖値を知っていますか。	Do you know what your blood sugar level normally is?
血糖値はきちんとコントロールされていますか。	Is your blood sugar level well controlled?
低血糖発作を起こしたことはありますか。	Do you ever suffer from hypoglycemic episodes?
最後の発作はいつでしたか。	When was your last episode?
検査のため、病院に定期的に通っていますか。	Do you see your doctor regularly for checkups?
糖尿病合併症になったことはありますか。	Have you ever had any complications from your diabetes?

6 内分泌系の医療面接

6-iii 内分泌系の疾患に関連する危険因子 / Commonly associated risk factors for endocrine disease

🔊 21

a 薬　Medications

(➡1-iii d 薬とアレルギー p. 28)

現在、どんな薬を飲んでいますか。	What medications do you currently take?
市販薬、サプリメントなど処方されていない薬を飲んでいますか。	Do you take any over-the-counter medicines, supplements or anything not prescribed?
副腎皮質ステロイドを摂取したことはありますか。	Have you ever taken corticosteroids?
何らかのホルモン補充療法を受けたことはありますか。	Have you ever taken any form of hormone replacement therapy?

b 悪性腫瘍　Malignancy

何らかのがんと診断されたことはありますか。	Have you ever been diagnosed with any type of cancer?
いつ診断されましたか。	When were you diagnosed?
どんな種類の治療を受けましたか。	What type of treatment did you receive?
完治しましたか。	Have you fully recovered?
最後に病院に行ったか検査を受けたのはいつですか。	When did you last see a doctor or have a checkup?

C 手術、放射線療法　Surgery or radiotherapy

(➡1-iii C 過去に受けた手術と麻酔 p. 25)

何らかの手術を受けたことはありますか。	Have you ever had any surgery? ❗surgeryは通常不可算名詞。
何らかの放射線療法を受けたことはありますか。	Have you ever had any type of radiation therapy?

d 家族歴　Family history

(➡1-iii e 家族歴 p. 29)

ご家族に、ホルモンや内分泌腺に関係する病気や自己免疫疾患にかかったことのある人はいますか。	Has anyone in your family ever suffered from a condition affecting their hormones or glands or autoimmune disease?
ご家族に糖尿病と診断された人はいますか。	Has anyone in your family ever been diagnosed with diabetes?
どんな種類の糖尿病かご存知ですか。	Do you know what type of diabetes?
その病気にかかったとき、彼／彼女は何歳でしたか。 ▶ 診断を受けたとき	How old was he/she when it happened? ▶ when he/she was diagnosed

Chapter 7
筋骨格系の医療面接
Musculoskeletal History

i 筋骨格系の症状
ii 筋骨格系の疾患
iii 筋骨格系の疾患に関連する
　危険因子

7-i 筋骨格系の症状 | Common musculoskeletal symptoms

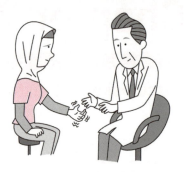

a 関節痛・筋肉痛　Joint and muscle pain (→1-ii b 痛み p. 22)

b こわばり　Stiffness

関節にこわばりがありますか。	Do you have any stiffness in your joints?
しばらく動かさないでいたあと、関節を動かしにくいことはありますか。	Do you have difficulty moving your joints after rest?
どの関節がこわばりますか。	Which joints feel stiff?
片方がもう片方より<u>まし</u>ですか。 ▶ ひどい	Is one side <u>better</u> than the other side? ▶ worse
こわばりが最初に起こったのはいつですか。	When did it first start?
こわばりは徐々に起こりましたか、それとも突然起こりましたか。	Did it <u>come on</u> gradually or suddenly? ❗ come onは「始まる」という意味の句動詞。

こわばりは、たとえば朝など、日中または夜の特定の時間にひどくなりますか。	Is the stiffness worse at a particular time of the day or night; for example, in the morning?
たとえば、動かしたり、温めたり、冷やしたり、薬を飲んだりすることで、こわばりは和らぎますか。	Does anything make the stiffness better; for example, movement, heat/cold, or medication?
こわばりがとけるまで、どれくらいの時間がかかりますか。	How long does it take for the stiffness to <u>resolve</u>? ❗ resolveは「(炎症・痛みなどが) 消散する」の意味。
<u>関節</u>を動かしたとき、きしむような感じや、音がすることはありますか。 ▶ 膝／肘	Do you ever feel or hear a <u>grating sound</u> when you move your <u>joints</u>? ▶ knees/elbows ❗ grating soundは「ぎしぎしする音」。

c ロッキング　Locking

関節が固まることはありますか。	Do your joints ever lock?
どの関節ですか。	Which joints?
どれくらいの頻度で固まりますか。	How often do they lock?

d 腫れ　Swelling

関節が腫れているのに気づいたことはありますか。	Have you noticed any <u>swelling</u> in your joints? ❗ ここでのswellingは名詞。

7 筋骨格系の医療面接

どの関節が腫れていますか。	Which joints are swollen?
片方がもう片方より<u>ひどい</u>ですか。 ▶ まし	Is one side <u>worse</u> than the other? ▶ better
何かをすることによって腫れが<u>ましになる</u>ことはありますか。 ▶ ひどくなる	Does anything make the swelling <u>better</u>? ▶ worse
腫れは日中または夜の特定の時間に悪化しますか。	Is the swelling worse at any particular time of the day or night?
腫れはずっと続いていますか、それとも腫れたりひいたりしますか。	Is the swelling constant or does it <u>come and go</u>? ❗ come and goは「(症状が) 現れたり消えたりする」こと。
最初に腫れに気づいたのはいつですか。	When did you first notice the swelling?
腫れは徐々に起こりましたか、それとも突然起こりましたか。	Did it come on gradually or suddenly?
関節に触ると熱く／温かく感じますか。	Do your joints feel <u>hot/warm to the touch</u>? ❗ hot/warm to the touchは「触ったときに熱く／温かく感じる」という表現。
関節が赤味を帯びていますか。	Do your joints look red?
関節に痛みがありますか。	Are the joints painful?
最近、関節を傷めましたか。	Have you injured the joints recently?

e 変形　Deformity

<u>指</u>が変形していることに気づいたことはありますか。 ▶ つま先／関節	Have you noticed any change in the shape of your <u>fingers</u>? ▶ toes/joints
最初に変形に気づいたのはいつですか。	When did you first notice it?
変形は徐々に起こりましたか、それとも突然起こりましたか。	Did it come on gradually or suddenly?
片方がもう片方より<u>ひどい</u>ですか。 ▶ まし	Is one side <u>worse</u> than the other? ▶ better

f 脱力　Weakness　　(→5-i 1 感覚の変化 p. 89)

<u>手</u>に力が入らないことがありますか。 ▶ 指／腕／脚	Do you have any weakness in your <u>hands</u>? ▶ fingers/arms/legs
最初にそれに気づいたのはいつですか。	When did you first notice it?
それは徐々に起こりましたか、それとも突然起こりましたか。	Did it come on gradually or suddenly?

g 機能喪失　Loss of function

関節に問題があるせいで、日常活動を行うのが困難ですか。	Do you have any difficulty <u>carrying out</u> your daily activities because of problems with your joints? ❗ carry outは「行う」という意味の句動詞。

どのような問題があります か。	What problems do you have?
容器のふたをひとりで開け ることができますか。	Can you open a container yourself?
ペンを持つことがひとりで できますか。	Can you hold a pen yourself?
ボタンを<u>かける</u>ことが一人 でできますか。 ▶はずす	Can you <u>do</u> a button yourself? ▶ undo ❗ do/undo a buttonは「ボタンをかける／はずす」という表現。
着替えることがひとりでで きますか。	Can you dress yourself?
体を洗うことがひとりでで きますか。	Can you wash yourself?
食事をすることがひとりで できますか。	Can you feed yourself?

h 感覚障害　Sensory disturbance

(→5-i ❗ 感覚の変化 p. 89)

<u>手</u>の感覚の変化に気づい たことはありますか。 ▶足／関節	Have you noticed any change in the sensation of your <u>hands</u>? ▶ feet/joints
<u>腕</u>がしびれたり、ひりひり したり、ちくちくしたりする ことはありますか。 ▶手／足	Do you ever feel numbness, tingling or pins-and-needles in your <u>arms</u>? ▶ hands/feet ❗ tinglingは「ひりひり／ちくちく」の意味。 ❗ pins-and-needlesは「ぴりぴり／ちくちく」の意味。 ❗ どのような表現によってどのような感覚を想像するかは患者さんによって異なるので、いくつかの表現を使用して尋ねるのがよい。

最初にそれに気づいたのはいつですか。	When did you first notice it?
それは徐々に起こりましたか、突然起こりましたか。	Did it come on gradually or suddenly?

関節外症状　Extra-articular features

ほかに症状はありますか。	Do you have <u>any other</u> symptoms? ！any otherのあとに可算名詞をつけるときは複数形で。

J 便失禁・尿失禁　Bowel and bladder incontinence

(→4-i P 大便失禁 p. 75)

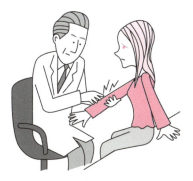

7-ii 筋骨格系の疾患 / Common musculoskeletal conditions

🔊 23

❗ 既往歴について尋ねるときは可能な限り医学用語と一般用語を両方使う。すでに病院で診断がついている場合は患者さんも医学用語で病名を知っているが、確定診断を受けていない場合は一般用語のほうが理解されやすい。

a 筋骨格系の疾患（一般）　Musculoskeletal disease (general)

| 過去に、筋肉、骨または関節に影響を与える病気にかかったことがありますか。 | Have you ever suffered from a condition affecting your muscles, bones, or joints? |

b 変形性関節症　Osteoarthritis

| 変形性関節症と診断されたことはありますか。 | Have you ever been diagnosed with osteoarthritis? |

c 関節リウマチ　Rheumatoid arthritis

| 関節リウマチまたは関節を侵す炎症性疾患と診断されたことはありますか。 | Have you ever been diagnosed with rheumatoid arthritis or any inflammatory condition affecting your joints? |

d 骨折　Fracture

| 骨折したことはありますか。 | Have you ever <u>fractured</u> or <u>broken</u> any of your bones? |

❗ fractureは医学用語、breakは一般用語。

e 脱臼　Dislocation

| 関節を脱臼したことはありますか。 | Have you ever dislocated any of your joints? |

f 腱炎、滑液包炎　Tendonitis and bursitis

| 腱炎や滑液包炎など、関節または腱に炎症が起こったことはありますか。 | Have you ever suffered from inflammation of your joints or tendons such as tendonitis or bursitis? |

g 筋挫傷　Muscle strain

| 肉離れや筋肉損傷など筋肉を傷めたことはありますか。 | Have you ever suffered from any muscle strains or injuries? |

h 靭帯捻挫　Ligament sprain

| 靭帯をひねったり、損傷したりしたことはありますか。 | Have you ever suffered from any ligament sprains or injuries? |

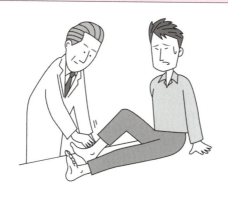

7　筋骨格系の医療面接

7-iii 筋骨格系の疾患に関連する危険因子
Commonly associated risk factors for musculoskeletal disease

🔊 24

a 薬 Medications
(→1-iii d 薬とアレルギー p. 28)

痛みを和らげる薬を飲んだことはありますか。	Have you taken any medications to relieve the pain?
非ステロイド系の抗炎症薬を飲んだことはありますか。	Have you taken any non-steroidal anti-inflammatory drugs?
薬は効きましたか、または薬を飲んで痛みが和らぎましたか。	Do they help or ease the pain?
副作用が起こったことはありますか。	Have you experienced any side effects?

b 姿勢と反復運動 Posture and repetition

<u>生活の一部</u>として、同じ作業や動作を繰り返すことはありますか。 ▶仕事／趣味	Do you do repetitive tasks or actions as a <u>part of your life</u>? ▶job/hobby
長時間コンピューターを使いますか。	Do you use a computer for long periods of time?
長時間、同じ姿勢でいることがありますか。	Do you often keep the same posture for long periods of time?

C 社会状況、機能、可動性
Social situation, function and mobility (→1-ⅲ h 社会歴 p. 31)

ご職業は何ですか。	What is your occupation [job]?
お仕事を休んだことはありますか。	Have you taken any time off work? ❗症状のせいで仕事を休んだかどうかをたずねている。
おひとりで暮らしていますか、それともどなたかとご一緒ですか。	Do you live by yourself or with someone else?
日常活動で困難を感じることはありますか。	Do you have any problems or difficulties with your daily activities?
ナイフとフォークを使うことができますか。	Are you able to use <u>a knife and fork</u>? ❗患者さんによってはchopsticksにしてもよい。
ひとりで着替えることができますか。	Are you able to dress yourself?
ボタンをかけることができますか。 ▶ はずす	Are you able to <u>do up</u> buttons? ▶ undo ❗do up buttonsは「ボタンをかける」の意味。do buttonsだけでもよい。
ペンを持つことはできますか。	Are you able to hold a pen?
ひとりで安全に歩くことはできますか。	Are you able to walk safely by yourself?
階段を上ることはできますか。	Are you able to climb stairs?

7 筋骨格系の医療面接

| 杖や歩行器など、歩くときに助けを必要としますか。 | Do you use anything to help you walk; for example sticks, frames or walkers? |

d 外傷　Trauma

| 最近、どこかから落ちたり、頭をけがしたことはありますか。 | Recently, have you had any falls or head injuries? |

e 家族歴　Family history （➡1-ii e 家族歴 p. 29）

| ご家族で、筋肉、骨または関節を侵す病気にかかった方はいますか。 | Has anyone in your family ever suffered from a condition affecting their muscles, bones, or joints? |
| 診断されたとき、何歳でしたか。 | How old was he/she when he/she was diagnosed? |

痛みの種類を表す形容詞

◀)) 25

日本語に「ずきずきする」、「ちくちくする」など、痛みを表す表現がたくさんあるのと同じように、英語にも痛みを表す表現が数多くあります。痛みを説明するためによく使われる形容詞をご紹介します(すべて、名詞painの前に付けることができます)。

圧迫されるような	tightening
うずくような	achy
ぎゅーっとする	squeezing
切られるような	cutting
こわばったような	tightening
差し込むような	crampy, piercing
刺すような	knife-like, stabbing
さまざまな	various
しくしくする	griping
締め付けられるような	clenching, tightening
収縮性の	constricting
消耗性の	debilitating
ずきずきする	throbbing
鋭い	sharp
ちくちくする	pricking, pin-pricking
電気が走るような	shooting
鈍い	dull, nagging
捻れるような	twisting
漠然とした	vague

引き裂かれるような	tearing
ひりひりする	tingling
身を切るような	piercing
焼けるような	burning

「〜のような」というたとえをする場合は、名詞の後に-likeをつけて表すことができます。

アイスピックで突き刺されたような	ice pick-like
インフルエンザのような	flu-like
痙攣するような	cramp-like
電気ショックのような	electrical shock-like
針でつついたような	needle-like

Chapter 8
泌尿生殖器系の医療面接
Genitourinary History

i 泌尿生殖器系の症状
ii 泌尿生殖器系の疾患
iii 泌尿生殖器系の疾患に関連する危険因子

8-i 泌尿生殖器系の症状 | Common genitourinary symptoms

🔊 26

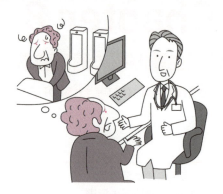

❗ urination「排尿」は医学用語だが、多くの患者さんに理解される。micturitionも「排尿」を意味するが、患者さんには通じないことが多い。「排尿時に」と言いたいときはon urination, when you urinate, when passing urine, when you pass water, when you pee/wee等の表現が使用できる(pass waterは「お小水をする」に似た婉曲表現、pee/weeは「おしっこをする」という幼児語)。

a 骨盤痛と腹痛　Pelvic and abdominal pain　(➡1-ii b 痛み p. 22)

b 排尿障害　Dysuria (Painful or difficult urination)

排尿時に痛みがありますか。	Do you have any pain when you urinate?
排尿時に焼けつくような、または突き刺すような感じがありますか。	Do you feel any burning or stinging when you urinate?
排尿している間ずっと痛みがありますか。それとも、最初だけ、または最後だけですか。	Do you feel pain throughout urination, at the beginning, or just at the end?

c 尿の回数と量の変化
Change in the frequency and volume of urination

排尿の回数の変化に気づきましたか。	Have you noticed any change in the frequency of your urination?
平均して、一日に何回排尿しますか。	How many times do you pass urine, in a day, on average?
通常より尿の量が多かったり少なかったりしますか。	Do you pass a larger or smaller amount of urine than normal?

d 夜間頻尿　Nocturia (Increased urination at night)

排尿するために目が覚めることがよくありますか。	Do you often wake from sleep to urinate?
夜間、何度くらい尿を足しますか。	How many times do you pass urine during the night?
一回にどれくらいの尿が出ますか。	How much urine do you pass each time?
毎回、少しの尿しか出ませんか、それともたくさん出ますか。	Do you pass a small or large amount of urine each time?

e 尿意切迫　Urinary urgency

突然排尿したくなったり、トイレに間に合わないと感じることはありますか。	Do you ever get a sudden <u>urge</u> to urinate or feeling that you may not <u>make it to</u> the toilet <u>in time</u>?

❗ urgeは「衝動」の意味。

❗ make it to...は「…に間に合う」の意味。このitは特定のものやことを意味しない。

❗ in timeは「時間内に」という意味。

f 尿流に関する問題　Problems with the flow of urine

尿を出すのに困難を感じることはありますか。	Do you ever have difficulty starting to pass urine?
排尿した直後に、膀胱に尿が残っていると感じることはありますか。	Do you ever have the feeling that you still have more urine in your bladder, right after urinating?
排尿中に尿が途切れることはありますか。	Do you ever notice that your urine flow stops and starts during urination?
尿が流れる量や尿の勢いの変化に気づいたことはありますか。	Have you noticed any change in the size or force of your stream of urine?

g 尿失禁　Urinary incontinence

❗ 「尿をもらす」はlose control of one's bladder、leak [dribble] urineなどの表現を使うと患者さんは話しやすい。wet oneselfは通常小さな子供が「おもらしする」ときに使われる表現なので、不快に思う患者さんもいる。

尿をもらしたことがありますか。	Have you ever lost control of your bladder?
排尿のためにトイレに行ったのに間に合わなかったことはありますか。	Have you ever not made it in time to the toilet to pass urine?
尿をもらしたことはありますか。	Have you ever leaked or dribbled urine?
笑ったり、咳をしたり、くしゃみをしたときに尿をもらしたことはありますか。	Do you ever leak urine if you laugh, cough or sneeze?

h 血尿　Hematuria (Blood in urine)

尿の色の変化に気づいたことはありますか。	Have you noticed any change in the color of your urine?
尿は透明ですか、それとも濁っていますか。	Is your urine clear or cloudy?
尿に血が混じっていることに気づいたことはありますか。	Have you noticed any blood in your urine?
尿に血の固まりが混じっていることに気づいたことはありますか。	Have you noticed any blood clots in your urine?
血は排尿の最初に出ますか、最後に出ますか、排尿中ずっと出ていますか。	Is the blood at the beginning, end, or throughout urination?
最初に血尿に気づいたのはいつですか。	When did you first notice it?
何回血尿に気づきましたか。	How many times have you noticed it?

i 尿中の空気　Gas in urine

排尿時、尿が泡立っていることに気づいたことはありますか。	Have you noticed any bubbles in your urine when you urinate?

j 搔痒、黄疸、腹部膨満
Pruritus, jaundice, and abdominal swelling　　　(→4-i S 搔痒 p. 77)

k 尿道分泌物　Urethral discharge

陰茎からの分泌物に気づいたことはありますか。 ▶膣／尿道口	Have you noticed any discharge from the opening of your penis? ▶your vagina/your urethra
分泌物は何色ですか。	What color is it?
分泌物は大量に出ますか、少量ですか。	Is it a large or small amount?
分泌物には血が混じっていますか。	Is there any blood in it?
分泌物は変なにおいがしますか。	Does it have a bad [strange/unusual] smell?
その分泌物は排尿時に出ますか。 ▶射精時	Is the discharge associated with urination? ▶ejaculation
精液の色の変化に気づいたことはありますか。	Have you noticed any change in the color of your semen?

l 生殖器病変　Genital lesions

陰茎に発疹、いぼ、潰瘍ができていることに気づいたことはありますか。 ▶性器の周辺に	Have you noticed any rashes, warts, or ulcers on your penis? ▶around your genitals
性器の周辺や鼠蹊部にしこりや腫れがあることに気づいたことはありますか。	Have you noticed any lumps or swelling around your genitals or groin?

ⅲ 睾丸の痛みと腫れ　Testicular pain and swelling

睾丸の辺りに痛みを感じますか。	Do you have any pain around your testicles?
睾丸の辺りが腫れていることに気づいたことはありますか。	Have you noticed any swelling around your testicles?

ⅳ 性行為に関する病歴　Sexual history

(➡1-ⅲ ⅰ 性行為に関する病歴 p. 30)

⚠ 通常は「前振り」が必要。　　　　　　　(➡1-ⅰ ⅰ 医療面接の前振り p. 20)

過去に、何か性行為に関する健康上の問題がありましたか。	Have you had any sexual health problems in the past?
現在、性生活を行っていますか。	Are you currently sexually active?
ここ12カ月の間、性交渉の相手は何人いましたか。	How many sexual partners have you had in the last 12 months?
男性と、女性と、または両方と性行為を行いますか。	Do you have sexual intercourse with men, women or both?
最後に性行為を行ったのはいつですか。	When did you last have sexual intercourse?
それは行きずりの相手とですか、それとも決まった人とですか。	Was it with a casual or regular partner?
性行為の相手はどこの出身ですか。	Where was/is your partner from?
どこの国で性行為を行ったのですか。	In what country did you have sexual intercourse?

どのような性行為を行いましたか、たとえば膣性交、肛門性交、口部性交を行いましたか。	What kind of sexual activity did you take part in, for example vaginal, anal or oral?
何か避妊を行いましたか。	Did you use any form of contraception?
どのようにして妊娠を避けていますか。	How do you prevent [avoid] pregnancy?
何らかの性感染症にかかったことはありますか。	Have you ever suffered from any sexually transmitted infections?
HIV、肝炎、または梅毒の検査を受けたことはありますか。	Have you ever been tested for HIV, hepatitis or syphilis?
A型肝炎またはB型肝炎の予防接種を受けたことはありますか。	Have you ever been vaccinated against hepatitis A or B?
あなたの性行為の相手［これまでに性行為を行った相手］に、何らかの症状が現れていますか。	Does your partner [do any of your partners] have any symptoms?
性生活について何か悩んでいることはありますか。	Do you have any concerns about your sex life?
性欲がなくなったことはありますか。	Have you experienced any loss in your libido or sex drive? ❗libidoとsex driveは同じ意味。
勃起するのに、または勃起した状態を維持するのに困難を感じることはありますか。	Do you have any difficulty achieving or maintaining an erection?

射精するのに困難を感じることはありますか。	Do you have any difficulty in ejaculating?
朝起きたとき、勃起していますか。	Do you wake with an erection in the morning?
オーガズムに達するのに困難を感じることはありますか。	Do you have any difficulty reaching orgasm?
割礼を受けていますか。	Are you circumcised?
	☑ 文化によって、男の子は生まれたとき、または小さい頃に割礼を受けていることがある。

泌尿生殖器系の医療面接

8-ii 泌尿生殖器系の疾患 — Common genitourinary conditions

🔊 27

a 腎臓と尿路の疾患 (一般)
Kidney or urinary tract disease (general)

| 腎臓、膀胱、または尿路を侵す病気にかかったことはありますか。 | Have you ever suffered from a condition affecting your kidneys, bladder, or urinary tract? |

b 糖尿病　Diabetes

| 糖尿病だと診断されたことはありますか。 | Have you ever been diagnosed with diabetes? |

c 腎臓結石　Renal calculi (Kidney stones)

| 腎臓結石だと診断されたことはありますか。 | Have you ever been diagnosed with kidney stones? |

d 尿路感染症 (膀胱炎)　Cystitis (Urinary tract infection)

| 膀胱炎にかかったことはありますか。
▶ 尿路感染症 | Have you ever had a bladder infection?
▶ urinary tract infection |

e 腎不全　Renal (Kidney) failure

| 腎不全にかかったことはありますか。 | Have you ever suffered from kidney failure? |

f 性感染症　Sexually transmitted diseases/infections

| 性感染症だと診断されたことはありますか。 | Have you ever been diagnosed with a sexually transmitted disease or infection? |

g 泌尿生殖器系と腎臓のがん　Genitourinary and renal cancer

| 腎臓がんまたは膀胱がんだと診断されたことはありますか。 | Have you ever been diagnosed with kidney or bladder cancer? |

h 泌尿生殖器系の手術　Genitourinary surgery

| 骨盤の手術を受けたことはありますか。
▶ 鼠蹊部／脊椎／腎臓／膀胱／前立腺／性器 | Have you ever had surgery on your pelvis?
▶ groin/spine/kidneys/bladder/prostate gland/genitals |
| カテーテルを挿入されたことはありますか。 | Have you ever been catheterized?
❗ catheterizeは「〜にカテーテルを挿入する」という動詞。名詞はcatheter。発音注意。 |

8-iii　泌尿生殖器系の疾患に関連する危険因子 / Commonly associated risk factors for genitourinary disease

🔊 28

a 薬　Medications
(→1-iii d 薬とアレルギー p. 28)

定期的に飲んでいる薬はありますか。	Do you take any regular medications?
利尿薬や心臓病の薬を飲んでいますか。	Do you take any diuretics or medicines for heart disease?
何か副作用を経験したことはありますか。	Have you experienced any side effects?

b 食事と飲み物　Diet and drinking

❗ dietはそれだけだと「体重を減らす」ではなく、単なる「食事」という意味になる。「ダイエットをする」と表現したい場合はbe/go on a dietと言う。

どのような食事をされていますか。	What is your diet like?
普段の日にはどんな物を食べますか。	What do you usually eat in a normal day?
一日にどれくらいの水分を飲みますか。	How much liquid do you usually drink in a day?
普段、どのような物を飲みますか。	What type of liquid do you usually drink?

c 外傷　Trauma

最近、転んだりけがをしたことはありますか。	Recently have you had any falls or injuries?
どのようにけがをしたのですか。	How did you injure yourself?

d 家族歴　Family history

(→1-iii e 家族歴 p. 29)

家族に、腎臓や膀胱を侵す病気にかかった人はいますか。	Has anyone in your family ever suffered from a condition affecting their kidneys or bladder?
診断を受けたとき、何歳でしたか。	How old was he/she when he/she was diagnosed?

8 泌尿生殖器系の医療面接

痛みの程度と期間、範囲を表す形容詞

🔊 29

前の章に続き、痛みの程度と期間を説明するためによく使われる形容詞をご紹介します(すべて、名詞painの前に付けることができます)。

痛みの程度を表す形容詞

曖昧な	vague
悪化していく	worsening
動けないほどの	disabling
大きな	enormous
抑え切れない	uncontrollable
過剰な	excessive
かなりの	considerable
我慢できないほどの	intolerable, unbearable
我慢できる程度の	tolerable, bearable
緩和されない	unrelieved
軽い	slight
気が狂いそうな	maddening
強烈な	exquisite
顕著な	marked
生活に支障が出るほどの	incapacitating
少しの	minor
中程度の	moderate

強い	intense, strong
激しい	severe
ひどい	agonizing, blinding, extreme, severe, significant, terrible

痛みの期間を表す形容詞

一過性の	transient
一時的な痛み	momentary, temporary
移動性の	migratory
終わりのない	endless
間断のない	unrelenting
消えない	lingering
急性の	acute
繰り返す	recurring
恒常的な	constant
残存する	residual
持続的な	constant, continued, lasting, nagging, persistent, steady
周期的な	periodic
ときどき起こる	occasional
断続的な	intermittent, grumbling
長期にわたる	long-lasting
突然の	shooting
長引く	prolonged
慢性的な	chronic

痛みの範囲を表す形容詞

帯状の	band-like
局部的な	local
限局性の	localized
広範囲の	widespread
全身に及ぶ	body-wide, generalized, systemic
内臓性の	viscerogenic
放射性の	radiating

その他

遅い	delayed, slow
原因不明の	unexplained
さらなる	added
術後の	postoperative
進行性の	progressive
想像上の	imaginary
治療後の	posttreatment
速い	fast

Chapter 9
精神科の医療面接
Psychiatric and Mental Health History

i	精神科の症状
ii	精神科の疾患
iii	精神衛生状態の評価

9-i 精神科の症状 — Common psychiatric symptoms

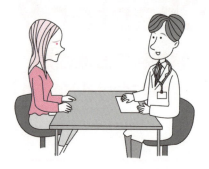

🔊 30

❗ psychiatric disease「精神病、精神疾患」という表現には否定的なイメージがあるので、患者さんと話すときにはmental health condition やmental health concern(「精神衛生上の問題」というような意味)等の表現を代わりに使用するほうが適切。

a 来院の理由と紹介　Reason for visit/referral

今日はどうなさいましたか。	How can I help you today?
今日はどんな気分か教えてもらえますか。	Can you tell me about how you're feeling today?
最近、どんな気分か教えてもらえますか。	Can you tell me about how you've been feeling recently?
自分自身について話してくださいますか。	Can you tell me about yourself?
(スミス)先生がどうしてあなたを私に紹介されたのかご存知ですか。	Do you know why Dr. (Smith) has referred you to see me?

b 病前性格　Premorbid personality

最後に気分がよかったのはいつですか。	When were you last feeling well?

最後に、普段どおりの自分だと感じることができたのはいつですか。	When were you last feeling your normal self? ❗ feel one's normal selfは「いつもどおりの自分だと感じる」という意味。
<u>この症状</u>は徐々に現れましたか、それとも突然現れましたか。 ▶この問題	Did the <u>symptom</u> develop gradually or suddenly? ▶ problem
家族の方が亡くなったり、引越、転職、病気、事故、離婚など、<u>この症状</u>を引き起こした可能性のある、人生における重大な出来事がありましたか。 ▶この問題／このような気分	Were there any significant life events that may have triggered your <u>symptom</u>, for example, a death in the family, change of house or occupation, illness, accident, or divorce? ▶ problem/feelings ❗ significant life eventsと言うだけでは患者さんには何を意味しているか伝わらないこともあるので、このように例示するとよい。
<u>この症状</u>は日常生活にどんな影響を与えていますか。 ▶この問題	How has the <u>symptom</u> been affecting your daily life? ▶ the problem
自分自身をどのような人だと思いますか。	How would you describe yourself?
ほかの人はあなたをどのような人だと考えていると思いますか。	How do you think other people would describe you?

◖C◗ 気分　Mood

気分はいかがですか。	How is your mood?
ご自分の気分の変化に気づいたことはありますか。	Have you noticed any change in your mood?

9 精神科の医療面接

気分が<u>落ち込んでいますか</u>。 ▶ ゆううつですか／混乱していますか／悲しいですか／不幸せですか	Do you feel <u>low [down]</u>? ▶ blue/upset/sad/unhappy
すぐに混乱しますか。	Do you get upset easily?
0から10の尺度で、0がとても不幸せな気分、10がとても幸せな気分だとすると、<u>今の</u>気分はどれくらいですか。 ▶ 先週／昨年	On a scale from 0 to 10, if 0 is very unhappy and 10 is very happy, how would you rate your mood <u>now</u>? ▶ last week/last year ☑ 数字を使う場合は、それが何を意味しているかを説明する。
日中あるいは夜の異なる時間によって、気分が変わりますか。	Does your mood change at different times of the day or night?
一番<u>落ち込む</u>のはいつですか。 ▶ 一番悲しい	When do you feel <u>lowest</u>? ▶ most sad
あなたの気分は日常生活や仕事を行うための能力に影響をあたえますか。	Does your mood affect your daily life and ability to work?
あなたの気分は普段していることをするための能力に影響をあたえますか。	Does your mood affect your ability to function?

d 睡眠　Sleep

睡眠はいかがですか。	How is your sleep?
よく眠れていますか。	Are you sleeping well?
睡眠パターンの変化に気づいたことはありますか。	Have you noticed any change in your sleep pattern?

平均して毎晩何時間眠りますか。	On average, how many hours do you sleep each night?
朝、起きるのに困難を感じますか。	Do you have difficulty waking in the morning?
寝つきにくいですか。	Do you have difficulty falling asleep?
通常、何時に就寝しますか。	What time do you usually go to sleep?
通常、何時に起床しますか。	What time do you usually wake up?
眠ったあとすっきりしますか。	Do you feel refreshed after sleeping?
日中、眠気を感じますか。	Do you feel sleepy during the day?
日中、昼寝をすることはありますか。	Do you ever take naps during the day?
眠りにつくために、薬やサプリメントを飲んだり、治療を受けていますか。	Do you take any medications, supplements, or treatments to help you sleep?

e 興味　Interests

何か特別に興味をもっているものはありますか。	Do you have any special interests?
何か趣味はありますか。	Do you have any hobbies?
趣味や日常生活上の活動に興味を失いましたか。	Have you lost interest in your hobbies or activities in daily life?
趣味や日常生活上の活動を今も楽しんでいますか。	Do you still enjoy your hobbies or activities in daily life?

f 罪悪感　Feelings of guilt

罪悪感をもつことはありますか。	Do you ever get feelings of guilt?
罪悪感をもつような出来事はありますか。	Is there anything that you feel guilty about?
うまくいかなかったのは自分のせいだと感じることがよくありますか。	Do you often feel that things that go bad are your fault?

g 活力　Energy

活力はありますか。	How is your energy?
活力の程度に変化を感じることはありますか。	Have you noticed any change in your energy level?
0から10の尺度で、0が活力がまったくない状態、10が活力に満ちている状態だとすると、自分にはどれくらいの活力があると感じますか。	On a scale of 0 to 10, if 0 is no energy and 10 is a lot of energy, how energetic do you feel?
活力が少ない、またはない、と感じたことはありますか。	Do you ever feel that you have low energy or no energy?

h 集中力　Concentration

集中力はありますか。	How is your concentration?
集中力の変化に気づいたことはありますか。	Have you noticed any change in your concentration level?

すぐに気が散ったり、課題に集中するのに困難を感じますか。 ▶ 仕事	Do you easily get distracted or find it difficult to concentrate on tasks? ▶ work

■ ストレス Stress

どれくらいストレスを感じますか。	How is your stress level?
普段よりストレスを感じていますか。	Do you feel more stressed than normal?
どのようなことによってストレスを感じますか。	What things make you feel stressed?
ストレスを感じたとき、何かの症状が現れますか。	Do you get any symptoms when you feel stressed?
ストレスを減少させるために何かしていますか。	Do you do anything to help reduce stress?

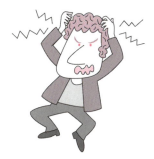

■ 不安 Anxiety

不安を感じたり心配していることはありますか。	Is there anything that you feel anxious or worried about?
自分は不安を感じやすい人だと思いますか。	Would you describe yourself as an anxious person?

不安感は徐々に起こりますか、それとも突然起こりますか。	Does your anxiety start gradually or suddenly?
不安を感じるとき、何かほかの症状が現れますか。	Do you get any other symptoms when you feel anxious?
不安感は日常生活に影響を及ぼしますか。	Does your anxiety affect your everyday life?
不安感によってパニック発作や呼吸困難を起こしたことはありますか。	Have you ever had panic attacks or difficulty breathing due to anxiety?

k 食欲と体重　Appetite and weight

食欲はいかがですか。	How is your appetite?
食欲の変化に気づいたことはありますか。	Have you noticed a change in your appetite?
最近、食欲が<u>減りました</u>か。 ▶ 増えました	Has your appetite <u>decreased</u> recently? ▶ increased
普段、一日に何を<u>食べます</u>か。 ▶ 飲みます	What do you usually <u>eat</u> in a day? ▶ drink
体重を減らすことやダイエットに強い関心がありますか。	Do you have a strong interest in losing weight or <u>diets</u>? ❗ ここでのdietはlosing weightという表現とセットになっているので、「（体重を落とすための）ダイエット」という意味でよい。
自分のことを太り過ぎ、痩せ過ぎ、またはちょうどいい体重だと思いますか。	Do you feel that you are overweight, underweight, or the right weight?

食べることを避けたり、食べることに罪悪感を感じることはありますか。	Do you ever avoid eating or feel guilty about eating?
食べたあと、自分で吐いたことはありますか。	Have you ever made yourself vomit after eating?

l 躁状態 Mania

自分自身についてどう思いますか。	How do you feel about yourself?
過度にまたは極度に幸せだと感じることはありますか。	Do you ever feel excessively or extremely happy?
自分には特別な力や能力があると感じることはありますか。	Do you ever feel as though you have special powers or abilities?
自分を幸運な人間だと思いますか。	Do you feel that you are a lucky person?
最近、大金を使ったことはありますか。	Have you spent a large amount of money recently?

m 強迫観念と衝動強迫 Obsessions and compulsions

同じ作業を何度も繰り返さなければならないと感じたことはありますか。 ▶習慣的な動作	Do you ever feel that you have to repeat the same tasks multiple times? ▶routines
鍵がかかっていることを確認するために、常に複数回ドアを確認しますか。	Do you constantly check and re-check doors to make sure that they are locked?
自分を完璧主義者だと思いますか。	Would you describe yourself as a perfectionist?

自分は何事においても正確で几帳面だと思いますか。	Are you precise and organized in everything that you do?

n 妄想　Delusions

ほかの人たちが賛成しないようなことを言ったり考えたりすることがよくありますか。	Do you often say or think things that other people don't agree with?

o 幻覚　Hallucinations

ほかの人には見えないものを見ることはありますか。	Do you ever see things that other people can't?
ほかの人に聞こえないものを聞くことはありますか。	Do you ever hear things that other people can't?
ほかの人ににおわないものがにおうことはありますか。	Do you ever smell things that other people can't?
ほかの人が感じないものを感じることがありますか。	Do you ever feel things that other people can't?
周りに人がいないときに声が聞こえることはありますか。何と言っていますか。	Do you ever hear voices when other people are not around? What do they say?

p 自殺念慮と自傷行為　Suicidal thoughts or self-harm

将来についてどう感じていますか。	How do you feel about the future?
自分や他人を傷つけようと考えたことはありますか。	Do you ever think about hurting yourself or other people?

人生は生きる価値がないと感じることはありますか。	Do you ever feel that life is not worth living?
自分を傷つけようとしたり、人生を終わらせようと考えることはありますか。	Do you ever think about harming yourself or ending your life?
どのようにしてそれを実現しようかと考えたことはありますか。計画を立てたことはありますか。	Have you thought about how you would do it? Have you made a plan?
遺書を書いたことはありますか。	Have you written a suicide letter or note?
そのような気持ちを引き起こすようなことが生活の中でありましたか。	Was there anything in your life that may have triggered these feelings?

9 病識　Insight

体調が悪いと感じますか。	Do you feel that you are unwell?
何か問題があると感じますか。	Do you feel that there is a problem?
今経験している気持ちは正常だと思いますか。	Do you think that these feelings you are experiencing are normal?
この症状に関して治療を受けるべきだと感じますか。 ▶ こういう気持ち	Do you think that you should receive treatment for this symbol? 　▶ these feelings

9 精神科の医療面接

r 精神科の既往歴　Past psychiatric history

過去に、うつ病にかかったことはありますか。 ▶不安神経症／摂食障害	Have you suffered from depression in the past? ▶anxiety/eating problems
過去に同じような経験をしたことはありますか。	Have you had similar experiences in the past?
それは、今感じている気持ちと同じでしたか。どこが違っていましたか。	Was it the same as how you're feeling now? How was it different?
その当時、病院にかかりましたか。	Did you see a doctor at the time?
何か治療を受けましたか。	Did you receive any treatment?
どんな治療を受けましたか。	What treatment did you receive?
最後に診察を受けたのはいつでしたか。 ▶検査	When was your last appointment? ▶checkup

s 精神科の治療　Psychiatric treatments

何らかの治療や心理療法を受けたことはありますか。	Have you ever tried any treatments or therapies?
抗精神病薬や抗うつ薬などの薬物療法を受けたことはありますか。	Have you ever tried drug treatments, for example antipsychotics or antidepressants?
電気痙攣療法を受けたことはありますか。	Have you ever tried electroconvulsive therapy (ECT)?

カウンセリングや会話療法を受けたことはありますか。	Have you ever tried counseling or talking therapies?

9-ii 精神科の疾患 — Common mental health conditions

🔊 31

a 一般的な精神衛生上の問題　General mental health concerns

精神衛生上の問題があったことはありますか。 ▶精神衛生上の問題があると診断されたこと	Have you ever suffered from a mental health condition [concern]? ▶ been diagnosed with a mental health condition
家族にうつ病にかかった人はいますか。 ▶統合失調症／何らかの精神衛生上の問題	Has anyone in your family suffered from depression? ▶ schizophrenia/any type of mental health condition [concern]

b うつ病　Depression

過去に、うつ病にかかったことはありますか。 ▶うつ病だと診断された	Have you ever suffered from depression in the past? ▶ been diagnosed with depression

c 不安神経症　Anxiety

過去に不安神経症にかかったことはありますか。 ▶不安神経症だと診断されたこと	Have you ever suffered from anxiety? ▶ been diagnosed with anxiety

d 統合失調症　Schizophrenia

過去に<u>統合失調症にかかったこと</u>はありますか。
▶ 統合失調症だと診断されたこと

Have you ever <u>suffered from schizophrenia</u> in the past?
▶ <u>been diagnosed with schizophrenia</u>

❗ schizophreniaは発音注意。

e 強迫神経症　Obsessive-compulsive disorder

過去に<u>強迫神経症にかかったこと</u>はありますか。
▶ 強迫神経症だと診断されたこと

Have you ever <u>suffered from obsessive-compulsive disorder</u> in the past?
▶ <u>been diagnosed with obsessive-compulsive disorder</u>

f 摂食障害　Eating disorder

過去に<u>摂食障害にかかった</u>ことはありますか。
▶ 神経性無食欲症［拒食症］と診断された／神経性大食症［過食症］と診断された

Have you ever <u>suffered from an eating disorder</u> in the past?
▶ <u>been diagnosed with anorexia nervosa</u>/been diagnosed with bulimia nervosa

g 双極性障害／躁うつ病　Bipolar disorder

過去に<u>躁うつ病にかかったこと</u>はありますか。
▶ 双極性障害と診断されたこと

Have you ever <u>suffered from manic-depression</u> in the past?
▶ <u>been diagnosed with bipolar disorder</u>

h 認知症 Dementia

| 認知症と診断されたことはありますか。 | Have you ever been diagnosed with dementia? |

9-iii 精神衛生状態の評価　　Mental health assessment

🔊 32

a 導入　Introduction

これからいくつか質問します。いくつかの質問はとても簡単に、いくつかはとても難しく感じるかもしれません。できるかぎりすべての質問に答えてください。答えられない質問があっても心配しないでください。	I now need to ask you a series of questions. Some of these questions may seem very easy and some may seem very difficult. Please try to answer all of the questions as best as you can. Please do not worry if you are unable to answer the questions.

b 時間に対する見当識　Orientation to time

今は何年ですか。	What is the current year?
今は何月ですか。	What is the current month?
今日は何日ですか。	What is the date today?
今日は何曜日ですか。	What day of the week is it?
時計を見ないで、今がだいたい何時かわかりますか。	Without looking at the clock, approximately what time is it?

c 場所に対する見当識　Orientation to place

ここはどこの国ですか。	What country are we in?
ここはどこの都道府県ですか。	What prefecture are we in?

9 精神科の医療面接

ここはどこの<u>市</u>ですか。 ▶ 区／町	What <u>city</u> are we in? ▶ ward/town
ここはどこの建物ですか。	What building is this?
ここは何階ですか。	What floor are we on?
ここは<u>どこの</u>棟ですか。 ▶ どこの部屋	What <u>ward</u> are we in? ▶ room

d 人物に対する見当識　Orientation to person

フルネームを教えていただけますか。	Can you tell me your full name?
私が誰だか知っていますか。	Do you know who I am?
私の仕事が何か知っていますか。	Do you know what my job is?

e 記憶と想起　Memory and recall

これから物の名前を3つ言います。3つを繰り返してください。	I will now tell you three objects (apple, car, ball). Could you repeat the three objects?
これらの3つの物の名前を覚えておいてください。	Please remember these three objects.
これから住所を言います。住所を繰り返してください。	I will now tell you an address. Could you repeat the address?
（しばらくたってから尋ねる）少し前に、覚えてくださいと言った3つのものを覚えていますか。それは何ですか。	(Ask later) Can you remember the three objects that I asked you to remember earlier? What are they?

ロンドン五輪は何年でしたか。 ▶アメリカ同時多発テロは／東日本大震災は／第二次世界大戦が終わったのは	What year was the London Olympics? ▶the 9/11 terrorist attack/the Great East Japan Earthquake/the end of World War II
日本の総理大臣の名前は何ですか。 ▶イギリスの首相／アメリカの大統領	What is the name of the Japanese Prime Minister? ▶the UK Prime Minister/the President of the USA

f 数を逆に数える　Counting down

10から1まで反対に数えてください。	Please count backwards from 10 down to 1.

9 精神科の医療面接

Chapter 10
小児科の医療面接
Pediatric History

i 小児科特有のフレーズ
ii 小児科の疾患
iii 小児科の疾患に関連する危険因子

10-i 小児科特有のフレーズ　Special history phrases

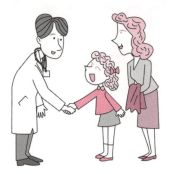

a 親に対する自己紹介　Introducing yourself to the parent

おはようございます。 こんにちは。 こんばんは。	① Good morning. ② Good afternoon. ③ Good evening.
私は医師の○○で、今日、お子さんを診察いたします。	My name is Dr./Mr./Ms. (full name) and I will be helping your child today.

b 子供に対する自己紹介　Introducing yourself to the child

子供に対して話すときにはよりシンプルでくだけた表現を使うようにしましょう。外国人の子供には握手すると喜ばれることが多いです。

こんにちは。	Hi. Hello. ❗ かなりくだけた挨拶だが、子供に対してはこれでよい。
名前は何かな。	What's your name? ❗ 大人に対して使うと失礼な表現。
いくつかな。	How old are you?

私は○○（下の名前）、お医者さんだよ。	My name is (first name) and I'm one of the doctors.

❗英語圏では子供の患者さんに親しみを感じてもらうために、医師が下の名前だけを使うことが多い。

c スモールトーク　Small talk

子供には診察前にスモールトークをすると安心する。

素敵な靴だね。 ▶服／Tシャツ／おもちゃ	I like your <u>shoes</u>. ▶dress/T-shirt/toy
どこの学校に行っているの？	What school do you go to?
お兄さんやお姉さん、弟か妹はいる？	Do you have any brothers or sisters?
今日の朝ごはんは何だったかな？	What did you eat for breakfast today?
好きな<u>食べ物</u>は何かな？ ▶色／テレビ番組／おもちゃ	What's your favorite <u>food</u>? ▶color/TV show/toy
これからお母さん／お父さんにいくつか質問するね。	I'm going to ask your mommy/daddy [mom/dad] some questions now.

d 励ましの表現　Words of encouragement

すごいね。	That's excellent./Wonderful./Perfect./Great./Super./Amazing.
上手にできたね。	You've done very well.
いい子だね。	Good boy/girl.

10 小児科の医療面接

e 妊娠について　The mother's pregnancy

○○ちゃんの妊娠中はどんな感じでしたか。	How was your pregnancy with (child's name)?
○○ちゃんの妊娠は正常でしたか。	Was your pregnancy with (child's name) normal?
妊娠中、何か問題や合併症が起こりましたか。	Did you have any problems or complications during the pregnancy?
彼／彼女は出産予定日に生まれましたか。	Was he/she born to term?
彼／彼女は未熟児として生まれましたか。 ▶早産で／出産予定日より遅れて	Was he/she born prematurely? ▶born early/born late
妊娠期間は何週間でしたか。	How many weeks was the pregnancy?
妊娠中、何か健康上の問題がありましたか。	Did you suffer from any health problems during the pregnancy?
妊娠中、すべての検査を受けましたか。	Did you have all of the scans and checks during the pregnancy?
妊娠中、具合が悪くなったことがありましたか。	Did you become unwell during the pregnancy?
妊娠中、何か薬を飲みましたか。	Did you use any medication during the pregnancy?

f 分娩／出産について　The child's delivery/birth

分娩はいかがでしたか。	How was the birth [delivery]?

分娩［出産］のとき、何か問題や合併症が起こりましたか。	Did you have any problems or complications during the birth [delivery]?
出産のとき、彼／彼女は蘇生や専門家による治療が必要でしたか。	Did he/she require any resuscitation or specialist care at birth?
正常な経腟分娩でしたか。	Did you have a normal vaginal delivery?
帝王切開でしたか。	Did you have a caesarean section (c-section)? ❗ caesarean sectionは発音注意。多くの患者さんにはc-sectionで通じる。
分娩はどれくらいかかりましたか。	How long were you in labor?
彼／彼女はどこで生まれましたか。	Where was he/she born?
彼／彼女が生まれたときの体重はいくらでしたか。	How much did he/she weigh at birth?

5 産後について　Postnatal period

出産後、どれくらい入院していましたか。	How long did you stay in hospital after the birth?
出産後、何か問題がありましたか。	Were there any problems after the birth?
生まれたあと、あなた／彼／彼女は何か薬を飲んだり、治療を受けましたか。	Did you/he/she receive any medication or treatment after the birth?
生まれたあと、彼／彼女は保育器に入れられましたか。	Did he/she have to stay in an incubator after delivery?

10 小児科の医療面接

h 成長 Growth

彼／彼女の成長はいかがでしたか。	How is his/her growth?
彼／彼女の成長について何か気になることがありますか。	Do you have any concerns about his/her growth?
彼／彼女の身長はいくらですか。	What is his/her height?
彼／彼女の体重はいくらですか。	What is his/her weight?
最近、彼／彼女の体重が<u>増えました</u>か。 ▶ 減りました	Has he/she <u>gained</u> weight recently? ▶ lost

i 発達 Development

彼／彼女の発達はいかがですか。	How is his/her development?
彼／彼女の発達について何か気になることがありますか。	Do you have any concerns about his/her development?
彼／彼女は、ほかの人に笑いかけられたとき、笑い返すことができますか。	Can he/she smile when other people smile at him/her?
彼／彼女は、部屋の中であなたを目で追うことができますか。	Can he/she follow you around the room with his/her eyes?
彼／彼女は、自力で頭を支えることはできますか。	Can he/she support his/her head by himself/herself?
彼／彼女は、這うことができますか。	Can he/she crawl?

彼／彼女は、歩くことができますか。	Can he/she walk?
彼／彼女は、物に這い上ることができますか。	Can he/she pull himself/herself up onto objects?
彼／彼女は、積み木を積むことができますか。	Can he/she build with blocks?
彼／彼女は、しゃべることができますか。	Can he/she speak?
彼／彼女は何歳で<u>歩くこと</u>ができましたか。 ▶ 積み木を積むこと／しゃべること	At what age could he/she <u>walk</u>? ▶ build with blocks/speak

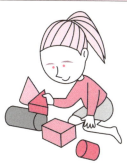

J 予防接種　Vaccinations

❗ vaccinationsとimmunizationsは同じ意味として使われることが多いが、vaccinationが正しい。shotsと言う人もいる。

彼／彼女は予定どおりに予防接種を受けていますか。	Are his/her vaccinations up-to-date?
彼／彼女はどのような予防接種を受けましたか。	What vaccinations has he/she received?
彼／彼女が受けなかった予防接種はありますか。	Has he/she missed any vaccinations?

予防接種を受けたあと、何か副作用が出たことはありますか。	Did he/she have any side effects after being vaccinated?

k 乳児の食事　Feeding – in babies

彼／彼女はきちんと食事を与えられていますか。	Is he/she feeding well?
彼／彼女は母乳で育てられていますか、それとも粉ミルクで育てられていますか。	Is he/she breastfed or formula fed?
粉ミルクはどれくらい飲んでいますか。	How much formula does he/she take?
どれくらいの頻度で食事を与えていますか。	How often does he/she feed?
彼／彼女はうまく乳房に吸い付くことができますか。	Does he/she latch on well?
どれくらいの時間、食事を与えていますか。	How long does he/she feed for?
彼／彼女は乳離れを始めましたか。	Has he/she started weaning?
いつ、彼／彼女は乳離れを始めましたか。	When did he/she start weaning?

l 子供の食事　Feeding – in children

彼／彼女はきちんと食べていますか。	Is he/she eating well?
彼／彼女は普段何を食べますか。	What does he/she eat in a typical day?

彼／彼女が食欲を失ったことはありますか。	Has he/she lost his/her appetite?
彼／彼女が嫌いな食べ物は何かありますか。	Are there any foods that he/she doesn't like?

m 睡眠　Sleep

彼／彼女はよく眠っていますか。	Is he/she sleeping well?
<u>1日</u>、何時間眠りますか。 ▶ 一晩	For how many hours <u>each day</u> does he/she sleep? ▶ each night
彼／彼女は夜中に目を覚ましますか。	Does he/she wake up during the night?
どれくらいの頻度で夜中に目を覚ましますか。	How often does he/she wake up during the night?
彼／彼女は夜寝つきが悪いですか。	Does he/she have trouble getting to sleep at night?
彼／彼女はどこで眠りますか。	Where does he/she sleep?

n 泣くこと　Crying

彼／彼女は通常よりよく泣きますか、あるいは泣くことが少ないですか。	Has he/she been crying more or less than normal?
彼／彼女の泣き声は普段と違っていますか。	Does his/her cry sound different from usual?

O 遊び Play

彼／彼女は<u>ひとり遊びをしますか</u>。 ▶ ほかの子と遊びますか	Does he/she play <u>by himself/herself</u>? ▶ with others
彼／彼女はどんな種類の<u>ゲーム</u>をして遊ぶのが好きですか。 ▶ 活動	What type of games does he/she like to play? ▶ activities

P 行動 Behavior

彼／彼女の行動の変化に気づいたことはありますか。	Have you noticed any change in his/her behavior?
彼／彼女はお行儀よくしていますか。	Is he/she well behaved?
彼／彼女の行動はどうですか。	How would you describe his/her behavior?
彼／彼女の行動によって困ったことはありますか。	Have you had any difficulties with his/her behavior?
彼／彼女がかんしゃくを起こしたことはありますか。	Does he/she ever throw temper tantrums? ❗ throw a temper tantrum で「かんしゃくを起こす」の意味。

Q 学校と学校での成績 School and school performance

彼／彼女は<u>保育園</u>へ行っていますか。 ▶ 幼稚園／学校	Does he/she go to <u>nursery</u>? ▶ kindergarten/school
彼／彼女は<u>保育園</u>を楽しんでいますか。 ▶ 幼稚園／学校	Does he/she enjoy <u>nursery</u>? ▶ kindergarten/school

保育園での彼／彼女の<u>成績</u>はどんな感じですか。 ▶ 行動	How is his/her <u>performance</u> at nursery? ▶ behavior
彼／彼女は学校でいじめられることはありますか。	Does he/she ever get bullied at school?
彼／彼女の学校での成績はほかの子供に比べてよい、同じくらい、または悪いと思いますか。	Do you think that he/she is performing better, the same, or worse than other children at school?

r 兄弟姉妹　Siblings

ほかにお子さんはいらっしゃいますか。	Do you have any other children?
彼らの年齢は何歳ですか。	What ages are they?
彼らは仲良くしていますか。	① Do they get on well together? ② Do they have a good relationship together?
彼らは<u>けんかをしますか</u>。 ▶ 口げんかをしますか	Do they ever <u>fight</u>? ▶ argue
彼らに何か健康上の問題はありますか。	Do they have any health problems?

s トイレの習慣　Toilet habits

彼／彼女は普通に<u>おしっこをして</u>いますか。 ▶ うんちをして	Is he/she <u>passing urine</u> normally? ▶ opening his/her bowels
1日に何回、彼／彼女のおむつを替える必要がありますか。	How many wet diapers [nappies] per day does he/she have?

10 小児科の医療面接

トイレトレーニングは終わっていますか。	Is he/she potty trained?
彼/彼女はおねしょをすることがありますか。何度くらいありますか。	Does he/she ever wet the bed? How often?

10-ii 小児科の疾患 / Common pediatric health problems

🔊 34

a 喘息　Asthma

彼/彼女は喘息ですか。	Does he/she suffer from asthma?
彼/彼女は喘息だったことはありますか。	Has he/she ever suffered from asthma?
ゼーゼーと息をしたり、呼吸するのが難しいことはありますか。	Does he/she ever wheeze or have difficulty breathing?

b 湿疹　Eczema

彼/彼女に湿疹はありますか。	Does he/she suffer from eczema?
肌が乾燥したり、かゆくなったり、赤くなったりしたことはありますか。	Does he/she ever get dry, itchy or red skin?

c ウイルス感染　Viral infections

彼/彼女は何らかのウイルスに感染したことはありますか。	Has he/she had any viral infections?
はしか、おたふく風邪、風疹、またはほかの感染症と診断されたことはありますか。	Has he/she ever been diagnosed with measles, mumps, rubella, or any other infections?

d 呼吸器感染症　Respiratory tract infections

彼／彼女は呼吸器の感染症にかかったことはありますか。	Has he/she ever had any respiratory tract infections?
彼／彼女は肺、喉、または気道の感染症にかかったことはありますか。	Has he/she ever had any infections of his/her lungs, throat or airways?

e てんかん　Epilepsy

彼／彼女はてんかんをもっていますか。	Does he/she suffer from epilepsy?
ひきつけや発作を起こしたことはありますか。	Has he/she ever had a fit or seizure?

f 中耳炎　Otitis media

彼／彼女は耳の感染症にかかったことはありますか。	Has he/she ever had an ear infection?
彼／彼女が自分の耳を引っ張っていたことはありますか。	Does he/she ever pull at his/her ear?

10-iii 小児科の疾患に関連する危険因子 / Commonly associated risk factors for illness in children

🔊 35

a アレルギー Allergies
(→1-iii d 薬とアレルギー p. 28)

彼／彼女は何らかの食物アレルギーがありますか。	Does he/she have any allergies to any type of food?
彼／彼女は何らかの薬物アレルギーがありますか。	Does he/she have any allergies to any medications?
彼／彼女はほこりやそれ以外の何かにアレルギーはありますか。 ▶花粉／動物の毛	Does he/she have any allergies to dust or anything else? ▶pollen/pet hair or fur
彼／彼女はどのようなアレルギー反応を起こしますか。	What type of allergic reaction does he/she have?
彼／彼女はアレルギーの薬を飲んでいますか。	Does he/she take any medication for the allergy?

b 親の職業 Parents' occupation

あなたの職業は何ですか。	What is your occupation?
ご主人の職業は何ですか。 ▶奥様／パートナーの方	What is the occupation of your husband? ▶wife/partner

c タバコ Smoking

家族の中にタバコを吸う人はいますか。	Does anyone in the family smoke?
お子さんの周りでタバコを吸うことはありますか。	Does anyone ever smoke around the child/children?

10 小児科の医療面接

d 家族歴 Family history

(→1-iii e 家族歴 p. 29)

家族に遺伝性の病気はありますか。	Are there any health problems that run in your family?

e 病人との接触 Sick contacts

(→1-iii e 家族歴 p. 29)

彼／彼女は病気の人と接したことはありますか。	Has he/she been in contact with anyone else who is unwell?
<u>ご家庭</u>で、ほかに病気の人はいますか。 ▶保育園／幼稚園／学校	Is anyone else unwell at <u>home</u>? ▶ nursery/kindergarten/school
ご家族で似たような症状の人はいますか。	Does anyone in your family have similar symptoms?

Chapter 11
産婦人科の医療面接
Obstetric and Gynecological History

---
i 産婦人科の症状
ii 産婦人科の疾患
iii 追加情報

11-i 産婦人科の症状 — Common obstetric or gynecological symptoms

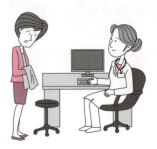

🔊 36

> ⚠ menstruationは専門用語ですが、女性の患者さんの多くには理解される。menstrual periodとperiodはどちらも「月経／生理」として使える。mensesは患者さんには理解されないことが多いので、bloodやbleedingを使うほうがよい。

a 骨盤痛と腹痛　Pelvic and abdominal pain
(➡1-ii b 痛み p. 22)

b 泌尿器系の症状　Urinary symptoms
(➡8-i よくある泌尿生殖器系の症状 p. 134-135)

c 月経困難症　Dysmenorrhea (Painful menstruation)

生理痛はありますか。	① Do you have painful periods? ② Do you get menstrual [period] cramps? ⚠ crampは「さしこみや痙攣のような痛み」を意味する。
普段より生理痛がひどいですか。	Are your periods more painful than usual?

d 月経過多　Menorrhagia (Abnormally heavy bleeding)

月経中、出血は多いですか。	Do you have heavy bleeding during your periods?

1日に、いくつくらい<u>タンポン</u>を使いますか。 ▶ 生理用ナプキン	How many <u>tampons</u> do you use per day? ▶ pads [sanitary towels]
血の固まりが出ることはありますか。	Do you ever pass blood clots?

e 頻発月経、希発月経、無月経
Polymenorrhea, oligomenorrhea, and amenorrhea (Frequency of menstruation)

月経は<u>順調</u>ですか。 ▶ 予定どおり	Are your periods <u>regular</u>? ▶ predictable
月経周期は<u>規則的</u>ですか。 ▶ 予測どおり	Is your menstrual cycle <u>regular</u>? ▶ predictable
月経がよく、遅れてきたり早くきたりしますか。	Is your period often late/early?
通常、何日くらい月経が続きますか。	How many days does you period usually last?
月経と月経の間は何日ありますか。	How many days do you have between periods?

f 中間期出血　Inter-menstrual bleeding

月経と月経の間に出血したことがありますか。	Do you ever have bleeding between your periods?
その出血は多いですか、少ないですか、それとも点状の出血ですか。	Is the bleeding heavy, light or do you spot?

g 性交疼痛　Dyspareunia (Pain during sexual intercourse)

性交時に痛みや不快感があったことはありますか。	Do you ever have any pain or discomfort during sexual intercourse?
痛みは深いところで感じますか、それとも表面的なものですか。	Is the pain deep or superficial?

h 性交後出血　Postcoital bleeding (Bleeding after sexual intercourse)

性交後に膣から出血したことはありますか。	Do you ever have vaginal bleeding after intercourse?
出血は<u>多い</u>ですか。 ▶ 少ない	Is the bleeding <u>heavy</u>? ▶ light

i 膣分泌物　Vaginal discharge　　(→8-i k 尿道分泌物 p. 138)

おりものに気づいたことはありますか。	Have you noticed any discharge from your vagina?
外陰部や性器の周りがかゆいことはありますか。	Do you have any itching around your vulva or genitals?

j 乳房組織の変化　Breast tissue change

乳房の変化に気づいたことはありますか。	Have you noticed any change in your breasts?
乳房のしこりに気づいたことはありますか。	Have you noticed any lumps in your breasts?
乳房の皮膚の変化に気づいたことはありますか。	Have you noticed any change in the skin of your breasts?

乳首から分泌物が出ていることに気づいたことはありますか。	Have you noticed any nipple discharge?
分泌物は何色をしていますか。	What color is the discharge?
乳首の変化に気づいたことはありますか。	Have you noticed any change in your nipples?
乳房に痛みはありますか。	Do you have any pain in your breasts?
現在授乳中ですか。	Are you currently breastfeeding?
それは授乳や月経周期に関連していますか。	Is it related to breast-feeding or your menstrual cycle?

| 11-ii | 産婦人科の疾患 | Common obstetric or gynecological conditions |

🔊 37

a 子宮内膜症 Endometriosis

| 子宮内膜症と診断されたことはありますか。 | Have you ever been diagnosed with endometriosis? |

b 子宮筋腫 Fibroids

| 子宮筋腫と診断されたことはありますか。 | Have you ever been diagnosed with uterine fibroids? |

c 多嚢胞性卵巣 Polycystic ovaries

| あなたか、またはご家族の誰かが多嚢胞性卵巣と診断されたことはありますか。 | Have you, or has anyone in your family, ever been diagnosed with polycystic ovaries? |

d 婦人科がん Gynecological cancer

| あなたか、またはご家族の誰かが子宮頸がん、子宮体がん、乳がん、または卵巣がんと診断されたことはありますか。 | Have you, or has anyone in your family, ever been diagnosed with cervical, uterine, breast, or ovarian cancer? |

e 妊娠中の母体の健康に関する問題
Maternal health problems during pregnancy

過去の妊娠中、健康上の問題や合併症を起こしたことはありますか。	Have you ever had any health problems or complications during past pregnancies?

f 流産と中絶　Miscarriage and abortion

<u>流産したこと</u>はありますか。 ▶ 妊娠中絶したこと	Have you ever had a <u>miscarriage</u>? ▶ abortion [termination of pregnancy]
そのとき、妊娠何週目でしたか。	How many weeks was the pregnancy?

g 子宮外妊娠　Ectopic pregnancy

子宮外妊娠をしたことはありますか。	Have you ever had an ectopic pregnancy [pregnancy outside of the uterus]?

11 産婦人科の医療面接

11-iii 追加情報 / Additional history components

🔊 38

a 初経、閉経、最終月経
Menarche, menopause and last menstrual period

初経は何歳でしたか。	At what age was your first menstrual period?
閉経は何歳でしたか。	At what age did you go through the menopause?
最後の月経はいつでしたか。	When was your last menstrual period?

b 性行為に関する病歴 Sexual activity/history
(➡8-i n 性行為に関する病歴 p. 139)

現在、性生活がありますか。	Are you currently sexually active?

c 避妊 Contraception

何か避妊をしていますか。	Do you use any form of contraception?
何を使用していますか。	What do you use?
どのようにして避妊していますか。	How do you prevent pregnancy?
過去にどのような避妊を行ったことがありますか。	What types of contraception have you used in the past?

| 経口避妊ピルを飲んだことはありますか。いつ、そしてどれくらいの期間飲んでいましたか。 | Have you ever taken the oral contraceptive pill? When, and for how long, did you take it? |

d 過去の妊娠　Past pregnancies

(→10-i e 妊娠について p. 172)

お子さんはいますか。	Do you have any children?
過去に妊娠したことはありますか。	Have you been pregnant in the past?
過去に何回妊娠しましたか。	How many pregnancies have you had in the past?
中絶したことはありますか。	Have you ever had any terminations of pregnancy [abortions]?
流産したことはありますか。	Have you ever had a miscarriage?
妊娠何週目でしたか。	How many weeks was the pregnancy?

e ホルモン補充療法　Hormone replacement therapy

ホルモン補充療法を受けたことはありますか。	Have you ever taken any form of hormone replacement therapy?
どのような療法<u>ですか</u>。 ▶ でしたか	What <u>do</u> you take? ▶ did
どれくらいの期間受けていましたか。	How long have you taken it?
何か副作用はありましたか。	Have you experienced any side effects?

f スクリーニング検査　Screening and investigations

子宮頸がん検査を受けたことはありますか。	Have you ever had a pap smear?
最後に子宮頸がん検査を受けたのはいつでしたか。	When was your last pap smear?
正常でしたか。	Was it normal?
次回の子宮頸がん検査はいつですか。	When is your next pap smear due? ❗ due は「（物事が）予定されている」という意味。

g 産婦人科の手術　Past obstetric and gynecological surgery

骨盤の手術を受けたことがありますか。 ▶ お腹／膣／卵巣／子宮	Have you ever had any surgery on your pelvis? ▶ abdomen/vagina/ovaries/uterus

h 妊娠について　The mother's pregnancy

(→10-i e 妊娠について p. 172)

i 分娩／出産について　The child's delivery/birth

(→10-i f 分娩／出産について p. 172)

j 産後について　Postnatal period　(→10-i g 産後について p. 173)

産婦人科の患者さんがよく使う英語表現

(赤ちゃんが)産まれてくる　expect (a baby)

「(赤ちゃんが) 産まれてくる」と言うときにもっとも自然でよく使用されるのがexpectという動詞です。「妻に最初の子供が産まれる」だとMy wife is expecting our first child.となります。

男／女の赤ちゃん　baby boy/girl

「男／女の赤ちゃん」はboy/girl babyと言いたくなりますが、患者さんはbaby boy/girlと言うことが多いです。

月経／生理　period/flow

患者さんはほとんどの場合、医学用語であるmenstruationではなくperiodを使います。また、「流れ」を意味するflowという表現を使う患者さんもいます。My flow began three days ago.「3日前に生理が始まりました」のように使用します。「月経／生理がない」はskip a period。

月経痛／生理痛　cramps

月経による腹痛はabdominal painやstomachacheとは言わず (これらは通常の腹痛という意味)、cramps (複数形) を使います。

産婦人科医　OB-GYN (Ob-Gyn)

正式にはobstetrician and gynecologist、またはobstetrics and gynecology specialistです。長くて言いにくいので患者さんは頭文字をとってOB-GYNと言います。「かかりつけの産婦人科医」はmy OB-GYN。

子宮筋腫　uterine fibrosis

uterine myomaよりも患者さんがよく使う表現です。

子宮頸がん・子宮体がん　cervix cancer/uterine cancer

日本語では「子宮頸がん」にも「子宮体がん」にも「子宮」という表現がつきますが、英語では前者を「頸部」を意味するcervixを使ってcervix cancer、後者は「子宮」という表現を使ってuterine cancerと表します。

周期避妊法　rhythm method

出産予定日　(the) due date

expected delivery dateのほかに、患者さんがよく使う表現です。

助産師　midwife

陣痛　contractions

「(筋肉などの) 収縮」を意味しますが、これだけで「陣痛」という意味にもなります。複数形です。

陣痛誘発剤　labor-induction/labor-inducing drug

つわり　morning sickness

ドゥーラ　doula

海外では、医療者とは別に、出産を支援するドゥーラと呼ばれる人がいます。

妊娠する　conceive

get pregnantという直接的な表現を避けたい患者さんがよく使用します。
I've been trying to conceive.は「妊娠したいと思っているのですが」です。

Chapter 12
麻酔科の医療面接
Anesthetic History

i 麻酔を受ける患者さんに対する質問

12-i 麻酔を受ける患者さんに対する質問

Common questions for a patient preparing to have an anesthetic

🔊 39

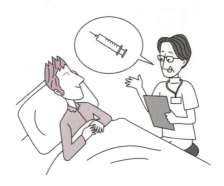

a 歯、義歯、口、あご　Teeth, dentures, mouth and jaw

入れ歯を入れていますか。	Do you wear dentures? ❗「入れ歯」は通常、複数形。
歯列矯正具をつけていますか。	Do you wear dental braces?
かぶせもののついた歯や義歯またはインプラントはありますか。	Do you have any crowns, false teeth or implants?
口を開けるのに困難を感じることはありますか。	Do you have any difficulty opening your mouth?
あごに痛みや問題がありますか。	Do you have any pain or problems with your jaw?

b 過去の手術と麻酔　Previous surgery and anesthesia

(→1-ⅲ c 過去に受けた手術と麻酔 p. 27)

硬膜外麻酔をしたことはありますか。 ▶ 局所の／脊椎の／全身の	Have you ever had <u>an epidural</u> anesthetic before? ▶ a regional [local] / a spinal / a general
それはいつでしたか。なぜその手術をしたのですか。	When was it? Why did you have the surgery?
麻酔薬に対して副作用がありましたか。	Did you have any bad reaction or side effects to the anesthetic?
手術後、何か合併症や副作用が起こりましたか。	Did you have any complications or side effects after the surgery?
手術後、術後回復室と病院にどれくらいいましたか。	For how long did you stay in recovery and in hospital after the surgery?

c 薬とアレルギー　Medications and allergies

(→1-ⅲ d 薬とアレルギー p. 27)

薬、食べ物、またはそのほかのものにアレルギーはありますか。	Are you allergic to any medications, foods, or anything else?
何か薬やサプリメントを飲んでいますか。	Do you take any medications or supplements?
抗血液凝固剤を飲んだことはありますか。	Have you ever taken any <u>anticoagulants</u> or <u>blood thinners</u>? ❗ anticoagulantsとblood thinnersは同じ意味だが、anticoagulantsは医学用語でblood thinnersは一般用語。blood thinnersは「血液をサラサラにする薬」という感じがでる。

12 麻酔科の医療面接

d 家族歴 Family history (→1-iii e 家族歴 p. 29)

家族に何か遺伝性の病気はありますか。	Do any health problems run in your family?
家族で麻酔薬に対して副作用が出た人はいますか。	Has anyone in your family ever had a bad reaction to an anesthetic?

e 社会歴 Social habits (→1-iii h 社会歴 p. 31)

タバコを吸いますか。	Do you smoke tobacco?
タバコを吸っていたことはありますか。	Have you ever smoked tobacco?
1日に何本のタバコを吸いますか/吸っていましたか。	How many cigarettes do/did you smoke per day?
タバコを止めたのはいつですか。	When did you quit smoking?
タバコを止めようとしたことはありますか。	Have you ever tried to quit smoking?
アルコールは飲みますか。	Do you drink alcohol?
1週間に何回アルコールを飲みますか。	How many times per week do you drink?
1回に何杯のアルコールを飲みますか。	How many alcoholic drinks do you drink on each occasion?
普段はどんな種類のアルコールを飲みますか。	What type of alcohol do you usually drink?
日常的に運動していますか。	Do you do regular exercise?

1週間に何回、そして一度に何分間、運動しますか。	How many times, and for how many minutes, do you do physical activity per week?
普段、どんな運動をしますか。	What type of physical activity do you usually do?

❗ exerciseはスポーツや健康のための特別に行う運動、physical activitiesは駅まで歩くなど「日常生活の中で行う運動」、のニュアンスがある。

f 心血管系の疾患　Cardiovascular disease (→ 2-ii 心血管系の疾患 p. 48)

心臓の病気にかかったことはありますか。	Have you ever suffered from any form of heart disease?
高血圧ですか。	Do you have high blood pressure?
心臓弁膜症だと診断されたことはありますか。	Have you ever been diagnosed with any form of heart valve disease?
ペースメーカーか埋め込み型の除細動器をつけていますか。	Do you have a pacemaker or internal defibrillator?
不整脈と診断されたことはありますか。	Have you ever been diagnosed with an arrhythmia or irregular heartbeat? ❗ arrhythmiaは専門用語で、irregular heartbeatは一般用語。
コレステロール値が高いと診断されたことはありますか。	Have you ever been diagnosed with a high cholesterol level?

12 麻酔科の医療面接

g 呼吸器疾患　Respiratory disease
(→3-ii 呼吸器系の疾患 p. 60)

呼吸器または肺の病気にかかったことはありますか。	Have you ever suffered from any form of respiratory or lung disease?
喘息または慢性閉塞性肺疾患と診断されたことはありますか。	Have you ever been diagnosed with asthma or COPD? ❗COPDはchronic obstructive pulmonary diseaseの略。COPDは患者さんにも比較的よく知られた略語。
肺塞栓症またはどちらかの肺に血栓があると診断されたことはありますか。	Have you ever been diagnosed with a pulmonary embolism or blood clot in one of your lungs?
夜眠るのに問題がありますか。	Do you have problems sleeping at night?
夜、いびきをかきますか。	Do you snore at night?
閉塞性睡眠時無呼吸と診断されたことはありますか。	Have you ever been diagnosed with obstructive sleep apnea?
呼吸を補助するための器具や道具が必要ですか。	Do you use any machines or equipment to help you breathe?

h 肝臓疾患と血液疾患　Liver disease and hematological disorder
(→4-ii 消化器系の疾患 p. 78)

肝臓病と診断されたことはありますか。	Have you ever been diagnosed with any form of liver disease?
貧血と診断されたことはありますか。	Have you ever been diagnosed with anemia?

赤血球の数が少ないと言われたことはありますか。	Have you ever been told that you have a low red blood cell count?
出血が止まらなかったり、血が固まらなかったりしたことはありますか。	Have you ever suffered from prolonged bleeding or clotting problems?

i 脳血管疾患　Cerebrovascular disease　(➡5-ii 神経系の疾患 p. 95)

脳や神経に問題があったことはありますか。	Have you ever suffered from any problem with your brain or nervous system?
脳卒中にかかったことはありますか。	Have you ever had a stroke?
痙攣が起こったことはありますか。	Have you ever had a seizure or fit?

j 内分泌系疾患　Endocrine disease　(➡6-ii 内分泌系の疾患 p. 114)

内分泌の病気と診断されたことはありますか。	Have you been diagnosed with any form of endocrine disease?
糖尿病ですか。	Do you have diabetes?
甲状腺の病気ですか。	Do you have any thyroid disease?

k 首と背中　Neck and back　(➡7-i 筋骨格系の症状 p. 120)

首を前や後ろに曲げるのに支障はありますか。	Do you have any problems bending your neck back or forward?
首に痛みはありますか。	Do you have any neck pain?

| 背中の上のほうに痛みはありますか。 | Do you have any upper back pain? |

腎臓疾患　Renal disease   (➡ 8-ii 泌尿生殖器系の疾患 p. 142)

| 腎臓病と診断されたことはありますか。 | Have you ever been diagnosed with any form of kidney disease? |

Chapter 13
皮膚科の医療面接
Dermatological History

---

i 皮膚科の症状
ii 皮膚科の疾患
iii 皮膚科の疾患に関連する危険因子

13-i 皮膚科の症状 | Common dermatological symptoms

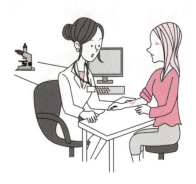

> 皮膚科では、外傷や疾患によって損傷した組織をlesionという単語で表すが、これは患者さんには理解されづらい表現なので、症状に応じてwounds「傷」、ulcers「潰瘍」、abscesses「膿瘍」、tumors「腫瘍」などの表現を使うとよい。

a 皮膚損傷と発疹　Skin lesions and rash

皮膚の変化に気づいたことはありますか。	Have you noticed any change in your skin?
どこの変化に気づきましたか。	Where have you noticed the change?
最初にそれに気づいたのはいつですか。	When did you first notice it?
それは悪化しましたか、よくなりましたか、それとも変わりませんか。	Has it become worse, better, or stayed the same?
それは体のほかの部分に広がっていますか。どこですか。	Is it spreading to other parts of your body? Where?
それの大きさの変化に気づきましたか。	Have you noticed any change in its size?

それの形の変化に気づきましたか。	Have you noticed any change in its shape?
それの色の変化に気づきましたか。	Have you noticed any change in its color?
分泌物や何かがにじみ出てきたことはありますか。	**Have you noticed any discharge or oozing?** ❗ discharge は「分泌物」、oozing は「(血液などが) にじみ出ること」。discharge は知らない患者さんも多い。
そこから出血していますか。	Has it been bleeding?
痛みはありますか。	Is it painful?
痒みはありますか。	Is it itchy?
皮膚の感覚の変化に気づいたことはありますか。	Have you noticed any change in the sensation of your skin?
そこは赤くなったり炎症が起こったりしていますか。	Is it red or inflamed?
発疹はありますか。	Do you have a rash?
そこは温かく、あるいは熱く感じますか。	Does it feel warm or hot?
<u>症状</u>を和らげたり、悪化させたりするものはありますか。 ▶ 発疹／潰瘍／腫れ	Does anything make the <u>problem</u> better or worse? ▶ rash/ulcer/swelling
それは<u>紫外線を浴びたとき</u>、ましになりますか／悪化しますか。 ▶ 特定の食べ物を食べたとき／温度によって／ストレスによって／生理によって／何らかの物質に接触したときに	Does it get better/worse with <u>UV light</u>? ▶ certain foods/temperature/stress/menstruation/contact with any substances

13 皮膚科の医療面接

過去に何らかの治療を受けたことはありますか。それは効きましたか。	Have you had any treatment in the past? Did it work?

b 痒み　Itching

皮膚か髪に痒みはありますか。	Do you have any itching on your skin or hair?
皮膚が痒いですか。	Does your skin feel itchy?

c 痛み　Pain　　(→1-ii b 痛み p. 22)

皮膚に痛みがありますか。	Do you feel any pain on your skin?

d 分泌物　Discharge

皮膚から分泌物か何かがにじみ出てきたことはありますか。	Have you noticed any discharge or oozing from your skin?
皮膚からの出血に気づいたことはありますか。	Have you noticed any bleeding from your skin?

e 打撲傷　Bruises

皮膚に青あざがあるのに気づいたことはありますか。	Have you noticed any bruises on your skin?

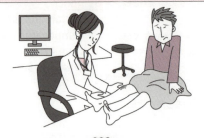

f 爪の変化　Nail changes

爪の変化に気づいたことはありますか。	Have you noticed any change in your nails?
爪の<u>色</u>の変化に気づいたことはありますか。 ▶形／大きさ／伸び方	Have you noticed any change in the <u>color</u> of your nails? ▶shape/size/growth
爪が簡単に折れたり割れたりしますか。	Do your nails easily break or split?

g 髪の変化　Hair changes

髪の変化に気づいたことはありますか。	Have you noticed any change in your hair?
最近、抜け毛が増えていますか。	Have you been losing hair recently?
髪が増えていますか。	Have you noticed any increase in hair growth?
髪が<u>薄くなって</u>いますか。 ▶濃くなって	Has your hair been <u>getting thinner</u>? ▶getting thicker
どこに<u>変化</u>がありましたか。 ▶抜け毛／髪の増加	Where have you noticed the <u>change</u>? ▶loss/increase
髪を染めていますか。	Do you dye your hair?
どれくらいの頻度で髪を洗いますか。	How often do you wash your hair?
整髪料を使いますか。	Do you use any products in your hair?

13 皮膚科の医療面接

h 全身症状 Systemic symptoms

体重の変化に気づいたことはありますか。	Have you noticed any change in your weight?
熱はありますか。	Do you have a fever?
疲れていますか。	Do you feel tired?
関節の痛みや腫れはありますか。	Do you have any joint pain or swelling?

13-ii 皮膚科の疾患 — Common dermatological conditions

🔊 41

a 皮膚の一般的な疾患　General skin conditions

皮膚、髪、または爪の病気にかかっていますか、またはかかったことはありますか。	Do you suffer, or have you ever suffered, from any skin, hair, or nail conditions?
リウマチ疾患、免疫疾患、自己免疫疾患にかかっていますか、またはかかったことはありますか。	Do you suffer, or have you ever suffered, from any rheumatological, immunological, or autoimmune conditions?

b 湿疹　Eczema

湿疹にかかったことはありますか。	Have you ever suffered from eczema?

c 乾癬　Psoriasis

乾癬と診断されたことはありますか。	Have you ever been diagnosed with psoriasis?

d ほくろ　Moles

皮膚にほくろはありますか。	Do you have any moles on your skin?

13 皮膚科の医療面接

e 皮膚腫瘍　Skin tumors

| 皮膚腫瘍または皮膚がんと診断されたことはありますか。 | Have you ever been diagnosed with any skin tumors or skin cancer? |

13-iii 皮膚科の疾患に関連する危険因子
Commonly associated risk factors for dermatological disease

🔊 42

a 薬とアレルギー　Medications and allergies

(➡ 1-iii d 薬とアレルギー p. 28)

普段飲んでいる薬はありますか。	Do you take any regular medications?
アレルギーはありますか。	Do you have any allergies?

b 家族歴　Family history

皮膚の病気、免疫疾患、自己免疫疾患、リウマチ疾患にかかっている家族はいますか。	Did any of your family suffer from skin, autoimmune, immunological, or rheumatological conditions?

c 予防接種　Vaccinations

受けるべき予防接種はすべて受けていますか。	Are all your vaccinations up to date?
麻疹、風疹、おたふく風邪の予防接種は受けていますか。	Have you been vaccinated against measles, rubella and mumps?

d 社会歴　Social history

最近、せっけんや洗剤を変えましたか。	Have you changed your soap or washing detergent recently?
どんな化粧品を使っていますか。 ▶ 香水／せっけん	What cosmetics do you use? ▶ perfumes/soaps

13 皮膚科の医療面接

ご職業は何ですか。	What is your occupation?
お仕事で化学薬品に触れることはありますか。	Do you come into contact with chemicals?
最近、海外旅行に行きましたか。どこですか。いつですか。	Have you traveled overseas recently? Where? When?
最近、虫に刺されたことはありますか。	Have you had any insect bites recently?

皮膚科の患者さんがよく使う英語表現

かゆい　itchy

「かゆい」という意味の形容詞はitchyでI feel itchy.というように使うことができます。しかし、「かゆい」には動詞や名詞もあり、これらもよく使われます。まず動詞のitchはI'm itching all over my body.のように、かゆく感じている「人」を主語にすることもあれば、This sweater itches.のように、かゆみを与える「物」を主語にすることもできます。名詞はitchとitchingの2種類あり、anti-itch drugとかrelieve itchingというように使います。形容詞がもっとも頻繁に使われるというわけではありませんので、動詞、名詞にも慣れておきましょう。

ざらっとした肌　rough skin

I have rough skin.などと表現します。

じんましん　hives

患者さんは専門用語のurticariaよりhivesをよく使います。必ずsがつきます。

帯状疱疹　shingles

患者さんは専門用語のherpes zosterよりshinglesをよく使います。通常は複数形です。

ただれた　sore

soreは「痛み」だけでなく「ただれ」にも使用します。

にきび　acne/pimple

acneは医師も患者さんも使用しますが、pimpleは患者さんがより頻繁に使います。「にきびをつぶす」はpop/squeeze pimplesと言います。

塗り薬　ointment/topical medication

「塗り薬を塗る」はapply ointment/topical medicationです。

白癬　ringworm

専門用語ではtineaですが、患者さんはほとんど知りません。

日焼け　suntan/sunburn

日本語では区別しませんが、英語ではsuntanは「健康的な日焼け」、sunburnは「治療が必要な日焼け」と区別します。I got a suntan/sunburn.というように使います。

保湿剤　moisturizer

巻き爪　ingrown nail

curled nailとは言いません。

水ぶくれ　blister

I got a blister on my hand.などと言います。

Chapter 14
耳鼻咽喉科の医療面接
Ear, Nose and Throat History

---

i 耳鼻咽喉科の症状
ii 耳鼻咽喉科の疾患
iii 耳鼻咽喉科の疾患に関連する危険因子

14-i 耳鼻咽喉科の症状 | Common ear, nose and throat symptoms

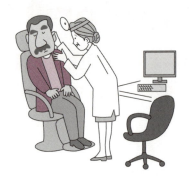

◆) 43

a 聴力損失　Hearing loss

(→5-i c 聴力の変化 p. 86)

聴力の変化に気づいたことはありますか。	Have you noticed any change in your hearing?
聞こえが悪くなったと感じますか。	Have you noticed any loss of hearing?
耳が聞こえにくいですか。	Are you hard of hearing?
耳がつまっているように感じますか。	Do you feel as if your ears are blocked?
両方の耳に症状がありますか、それとも片方ですか。	Are both ears affected or just one?
どちらの耳がより聞こえにくいですか。	Which ear has greater hearing loss?
それに最初に気づいたのはいつですか。	When did you first notice it?
それは徐々に始まりましたか、それとも突然ですか。	Did it start gradually or suddenly?

b 耳鳴り　Tinnitus

<u>キーン</u>という雑音が聞こえますか。 ▶ ブーン／ザー／シュー／ピシッ／ポン	Do you ever hear <u>ringing</u> noises in your ears? ▶ buzzing/rushing/hissing/cracking/popping
両方の耳に症状がありますか、それとも片方ですか。	Are both ears affected or just one?
どちらの耳がよりひどいですか。	Which ear is the more <u>severe</u>? ❗severeは「(症状が) ひどい」。
雑音のせいで日常生活や活動に影響が出ていますか。	Do the noises affect your daily life or ability to perform activities?

c 耳痛　Ear pain　　　　　　　　　　(→1-ii b 痛み p. 22)

耳に痛みはありますか。	Do you have any ear pain?
耳の周りに痛みはありますか。	Do you have any pain around your ears?

d 耳漏　Ear discharge

耳だれが出たり、じくじくしたりしているのに気づいたことはありますか。	Have you noticed any discharge or oozing from your ears?
最初に耳だれに気づいたのはいつですか。	When did you first notice the discharge?
その分泌物はどんな色をしていますか。	What color is the discharge?
その分泌物は、おかしなにおいがしましたか。	Does it have an unusual smell [odor]?

耳鼻咽喉科の医療面接

| 分泌物には血液が混ざっていますか。 | Have you noticed any blood in the discharge? |

e めまい　Vertigo and dizziness (→5-i g めまい p. 87)

部屋が回っているように感じたことはありますか。	Do you ever feel as though the room is spinning?
めまいを感じたことはありますか。どんなめまいですか。	Do you ever feel dizzy? Can you describe the dizziness?
めまいはどれくらいの時間続きますか。	How long does each episode last?
それは徐々に始まりますか、それとも突然ですか。	Does it start gradually or suddenly?
めまいと一緒にほかの症状もありますか。	Do you experience any other symptoms with the dizziness [sensation]?
めまいが<u>悪化する</u>ような状況、時間または姿勢はありますか。 ▶ ましになる	Are there any situations, times, or positions that make the sensation <u>worse</u>? ▶ better

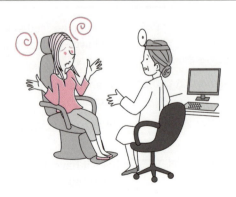

f 嗅覚の変化　Change in sense of smell (→5-i e 嗅覚・味覚の変化 p. 87)

嗅覚の変化に気づいたことはありますか。	Have you noticed any change in your sense of smell?
においはよくわかりますか。	Do you feel that you have a good sense of smell?

g 鼻閉塞　Nasal obstruction (→3-i e 鼻づまり p. 57)

鼻がつまっているように感じることはありますか。	Do you ever feel that your nose is blocked?
鼻で呼吸するのが困難に感じますか。	Do you have difficulty breathing through your nose?
鼻づまりですか。	Do you have a stuffy nose?
鼻の片方がつまっていますか、それとも両方ですか。	Is it one nostril or both?
片方の鼻がもう一方よりひどいですか。	Is one nostril worse than the other?
それはずっと続いていますか、それとも症状が出たり治ったりしますか。	Is it constant or does it <u>come and go</u>? ❗ come and goは「(症状が)現れたり消えたりする」。

h くしゃみ　Sneezing

最近、普段より頻繁にくしゃみが出ますか。	Have you been sneezing more frequently recently?
くしゃみが<u>ましになる</u>ようなものはありますか。 ▶ 悪化する	Does anything make the sneezing <u>better</u>? ▶ worse

耳鼻咽喉科の医療面接

14

■ 鼻汁と鼻出血　Nasal discharge and epistaxis

鼻水が出たり、じくじくしているのに気づいたことはありますか。	Have you noticed any discharge or oozing from your nose?
その分泌物に最初に気づいたのはいつですか。	When did you first notice the discharge?
その分泌物はどんな色をしていますか。	What color is the discharge?
その分泌物に血液が混じっているのに気づいたことはありますか。	Have you noticed any blood in the discharge?
鼻血が出ますか。	Do you get nosebleeds?
どれくらいの頻度で鼻血が出てどれくらいの時間続きますか。	How often and how long do they last?
鼻からの分泌物が喉の奥に流れていくことはありますか。	Do you ever have discharge from your nose that drips into the back of your throat?

■ 口腔内疼痛　Oral pain

歯、口、または歯茎に痛みがありますか。	Do you have any pain in your teeth, mouth, or gums?

■ 咽頭痛　Throat pain and sore throat

喉に痛みはありますか。	① Do you have any pain in your throat? ② Do you have a sore throat?
喉に不快感がありますか。	Do you feel any discomfort in your throat?

l 咳　Cough (→3-i c 咳 p. 55)

| 咳が出ますか。 | Do you have a cough? |

m 嚥下障害　Dysphagia (Difficulty swallowing) (→4-i i 嚥下困難 p. 71)

| 飲み込むときに困難を感じますか。 | Do you have any difficulty swallowing? |

n 発声困難　Dysphonia (Difficulty speaking)

| 声の変化に気づいたことはありますか。 | Have you noticed any change in your voice? |
| <u>しわがれた</u>声ですか。
▶かすれた／小さな | Do you have a <u>hoarse</u> voice?
▶scratchy/weak |

耳鼻咽喉科の医療面接

14

14-ii 耳鼻咽喉科の疾患 — Common ear, nose and throat conditions

🔊 44

a 耳鼻咽喉科の一般的な疾患
General ear, nose or throat conditions

耳、鼻、喉の病気にかかっていますか、またはかかったことはありますか。	Do you suffer, or have you ever suffered, from any ear, nose, or throat conditions?

b 中耳炎 Otitis media

耳の感染症にかかったことはありますか。	Have you ever suffered from ear infections?

c 副鼻腔炎 Sinusitis

副鼻腔炎にかかったことはありますか。	Have you ever suffered from sinusitis?

d 扁桃腺炎 Tonsillitis

扁桃炎にかかったことはありますか。	Have you ever suffered from tonsillitis?

e 喉頭炎と咽頭炎 Laryngitis and pharyngitis

喉頭炎か喉の感染症にかかったことはありますか。	Have you ever suffered from laryngitis or any type of throat infection?

f 頭部腫瘍と頸部腫瘍　Head and neck tumors

| 頭、首、口、または喉の腫瘍と診断されたことはありますか。 | Have you ever been diagnosed with any tumor of your head, neck, mouth, or throat? |

14-iii 耳鼻咽喉科の疾患に関連する危険因子 / Commonly associated risk factors for ear, nose and throat disease

🔊 45

a 薬とアレルギー　Medications and allergies

(→1-iii d 薬とアレルギー p. 28)

普段飲んでいる薬はありますか。	Do you take any regular medications?
アレルギーはありますか。	Do you have any allergies?

b 家族歴　Family history

家族に、耳、鼻、喉に関する遺伝病はありますか。	Do any conditions affecting the ears, nose, or throat run in your family?

c 外傷　Trauma

耳、鼻、喉にけがをしたことはありますか。	Have you ever suffered from any accidents, injuries, or trauma to your ears/ nose/ throat?

d 社会歴　Social history

日常的に泳ぎに行ったり、水に入ったりしますか。	Do you regularly go swimming or spend time in water?
最近、飛行機に乗りましたか。いつですか。どこへ行きましたか。	Have you flown recently? When? Where?
耳掃除をするときに綿棒を使いますか。	Do you use cotton swabs [buds] to clean your ears?

耳掃除のために何らかの器具や道具を耳の中に入れることはありますか。	Do you ever put any instruments or tools inside your ears to clean them?
大きな音楽や雑音、機械音が聞こえる場所で時間を過ごすことはありますか。	Do you spend time in places with loud music, noises, or machinery?
最後に聴覚検査を受けたのはいつですか。	When was the last time that you had a hearing test?
タバコは吸いますか。	Do you smoke tobacco?
声をよく使いますか。	Do you use your voice a lot?
よく話しますか。	Do you talk a lot?

Chapter 15
眼科の医療面接
Ophthalmology History

---
i 　眼科の症状
ii 　眼科の疾患
iii 　眼科の疾患に関連する危険因子

15-i 眼科の症状 — Common ophthalmology symptoms

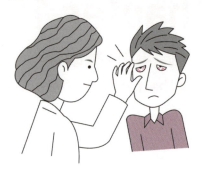

a 視力低下　Loss of vision

(→5-i b 視力の変化 p. 84)

視力の変化に気づいたことはありますか。	Have you noticed any change in your vision?
視力が落ちたことがありますか。	Have you suffered from any loss of vision?
両眼ですか、それとも片方だけですか。	Are both eyes affected or just one?
どちらの目の視力がより落ちていますか。	Which eye is affected the more?
部分的に見えないところがありますか、それともまったく見えませんか。	Do you have partial or complete loss of vision?
最初にそれに気づいたのはいつですか。	When did you first notice it?
それは徐々に始まりましたか、それとも突然始まりましたか。	Did it start gradually or suddenly?

近くの物を見るのが困難ですか、それとも遠くの物を見るのが困難ですか。	Do you have difficulty looking at things close up or far away?
最近、物を見るのに困難を感じますか。	Recently, have you had any difficulty seeing [looking at] objects?
最近、<u>本</u>を読むのに困難を感じますか。 ▶ 看板／文字	Recently, have you had any difficulty reading <u>books</u>? ▶ signs/letters

b 視野のぼやけ、かすみ、ゆがみ
Blurred, dimmed, or distorted vision

物がぼやけて見えますか。	Do you have blurred vision?
物がかすんで見えますか。	Do you feel that your vision is dimmed?
視界がゆがんで見えますか。	Do you have distorted vision?

c 目の充血　Red eye

目が充血していますか。	Do you have red eyes?

d 眼痛　Eye pain　　(➡1-ii b 痛み p. 22)

目に痛みがありますか。	Do you have any eye pain [sore eyes]?

e 目の分泌物と涙目　Eye discharge and watery eye

目やにが出ているのに気づいたことはありますか。	Have you noticed any discharge from your eyes?
目がねばつきますか。	Do your eyes feel sticky?

眼科の医療面接

涙目になることがよくありますか。	Do your eyes often get watery or teary?
その<u>分泌物</u>に最初に気づいたのはいつですか。 ▶涙	When did you first notice the <u>discharge</u>? ▶ tearing
その分泌物はどんな色ですか。	What color is the discharge?

f 目のかわき、ざらつき、痒み　Dry, gritty, and itchy eye

目がかわいたり、目がざらついたり、痒かったりしますか。	Do you have dry, gritty, or itchy eyes?
その症状はずっと続きますか、それとも症状が出たり消えたりしますか。	Is it all the time or does it come and go? ❗come and goは「(症状が) 現れたり消えたりする」こと。
一日の特定の時間に、特定の場所で、または特定の活動をすることによってそれは<u>ましになりますか</u>。 ▶悪化しますか	Is there a certain time of the day, place, or activity that <u>makes it better</u>? ▶ makes it worse

g 閃光と飛蚊症　Flashes and floaters

光の小点や斑点が視界に漂っているのに気づいたことはありますか。	Do you ever notice specks or flecks of light floating in your field of vision?
視界に黒い点が見えることはありますか。	Do you ever see dark spots in your vision?
小さな点や粒が視界に漂っていることはありますか。	Do you ever see dots or particles floating in your vision?

ちかちかしたり、ぴかぴかする光が見えることはありますか。	Do you ever see flickering lights or flashing lights?

h 複視　Diplopia (Double vision)

物が二重に見えることはありますか。	Do you ever have double vision?
その症状はずっと続きますか、それとも症状は出たり消えたりしますか。	Is it constant or does it come and go?
一日の特定の時間に、特定の場所で、または特定の活動をすることによってそれは<u>ましになりますか</u>。 ▶ 悪化しますか	Is there a certain time of the day, place, or activity that <u>makes it better</u>? ▶ makes it worse

i 頭痛　Headache

(→1-ii b 痛み p. 22)

頭痛はありますか。	Do you have a headache?

j 羞明　Photophobia

光がまぶしいと感じますか。	Do you have sensitivity to the light?
明るい光を見ると痛みがあったり不快感があったりしますか。	Is it painful or uncomfortable to look at bright lights?

15-ii 眼科の疾患 / Common ophthalmology conditions

🔊 47

a 一般的な目の疾患　General eye conditions

| 目の病気にかかっていますか、それともかかったことはありますか。 | Do you suffer, or have you ever suffered, from any eye conditions? |

b 結膜炎　Conjunctivitis

| 結膜炎または目の感染症にかかったことはありますか。 | Have you ever suffered from conjunctivitis or an eye infection? |

c 緑内障　Glaucoma

| 緑内障または眼圧が高いと診断されたことはありますか。 | Have you ever been diagnosed with glaucoma or an increased pressure in your eye? |

d 斜視　Strabismus (Squint)

| 斜視になったことはありますか。 | Have you ever suffered from a squint? |
| どちらの目ですか。 | Which eye was affected? |

e 白内障　Cataracts

| 白内障と診断されたことはありますか。 | Have you ever been diagnosed with cataracts? |
| どちらの目ですか。 | Which eye was affected? |

f ブドウ膜炎　Uveitis

ブドウ膜炎という病気にかかったことはありますか。	Have you ever been diagnosed with a condition called uveitis?

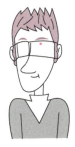

15-iii 眼科の疾患に関連する危険因子 — Commonly associated risk factors for eye disease

🔊 48

a 現病歴と既往歴　Current and past health problems

糖尿病ですか。	Do you suffer from diabetes?
高血圧ですか。	Do you suffer from high blood pressure?
甲状腺の病気にかかっていますか、またはかかったことはありますか。	Do you suffer or have you ever suffered from any form of thyroid disease?

b 目の手術　Eye surgery

レーザー手術を含む何らかの目の手術を受けたことはありますか。	Have you ever had any form of eye surgery, including laser eye surgery? ❗ surgeryは通常不可算名詞。
それはいつですか。	When was it?
どちらの目を手術しましたか。	On which eye did you have the surgery?

c 家族歴　Family history

緑内障など遺伝性の目の病気にかかっている家族はいますか。	Do any eye conditions, such as glaucoma, run in your family?

d 外傷　Trauma

目にけがをしたことはありますか。	Have you ever suffered from any accidents, injuries, or trauma to your eyes?

e 社会歴 Social history

コンタクトレンズをつけていますか。	Do you ever wear contact lenses?
眼鏡をかけていますか。	Do you ever wear glasses?
どれくらいの頻度でそれをつけますか。	How often do you wear them?
近視ですか、それとも遠視ですか。	Are you nearsighted/shortsighted or farsighted/longsighted?
目や視力の検査を最後に受けたのはいつですか。	When was the last time that you had your eyes or vision examined?

眼科の患者さんがよく使う英語表現

遠視　farsightedness/longsightedness

hyperopiaという専門用語は患者にはほとんど理解されません。形容詞として使用する場合はI'm farsighted.となります。

眼科医　ophthalmologist/eye doctor

ophthalmologistも使用されますが、もっと簡単にeye doctorと表現する患者さんも多いです。

近視　nearsightedness/shortsightedness

myopiaという専門用語は患者さんにはほとんど理解されません。形容詞として使用する場合はI'm nearsighted.となります。

結膜炎　conjunctivitis/pink eye

専門用語のconjunctivitisもよく使いますが、pink eyeという表現もあります。

視力検査　eyesight test/visual acuity test

eyesight testも使われますが、visual acuity testもとてもよく使われますので知っておくべき表現です。visual acuityはまさに「視力」を意味します。

弱視　lazy eye

専門用語のamblyopiaは患者さんにはほとんど通じません。

斜視　crossed eye/squint

専門用語のstrabismusは患者さんにはほとんど通じません。

飛蚊症　eye floaters

日本語に含まれている「蚊」は英語では表現されません。floaterは「浮遊しているもの」という意味です。飛蚊症では目の中を何かが浮遊しているように見える、ということでしょう。

眼鏡店　optometrist

「検眼士」を意味する表現が「眼鏡店」を表します。

乱視　astigmatism

「乱視」には一般用語がありませんので患者さんもastigmatismを使います。ただし、患者さんは乱視の症状をI have a blurred vision.やMy vision is distorted.などと表すことがあります。

眼圧　eye pressure

専門用語のintraocular pressureよりもeye pressureのほうがよく使われます。

医療面接の英語
和英小辞典

本書に掲載されている重要な単語や表現を日本語から引くことができます。複数個所に掲載されているページは、主に初出ページを取り上げています。

あ		
青白くなる	turn pale	45
悪性腫瘍	malignancy	116
アジソン病	Addison's Disease	114
頭がふらふらする	light-headed	88
圧痛がある	tender	67
アレルギー (…に対する)	allergic to ...	28
アレルギーの原因物質	allergic substance	28
アレルギー反応	allergic reaction	183
安静時痛	rest pain	46
安静にする	rest	46, 93
い		
胃潰瘍	gastric [stomach] ulcer	78
息切れして	short of breath	42, 54
胃酸逆流	acid reflux	72
意識を失う	black out, faint, lose consciousness	44, 92
意識を取り戻す	regain consciousness	44
痛みを和らげる	relieve [ease] the pain	128
遺伝している	run in *one's* family	29, 184
いびきをかく	snore	202
いぼ	wart	138
インスリン注射	insulin injections	51
咽頭炎	pharyngitis	224
咽頭痛	sore throat, throat pain	57, 222
う		
ウイルス感染	viral infections	181
うつ病	depression	160

膿	pus	73
埋め込み型除細動器	internal defibrillator	201
運動	physical activity, exercise	50
え		
影響を与える(〜に)	affect	98, 126
嚥下困難[障害]	dysphagia〈専門用語〉, have difficulty swallowing〈一般用語〉	71, 223 223
遠視の	farsighted/longsighted	237
炎症が起きている	inflamed	207
炎症性腸疾患	inflammatory bowel disease	79
お		
黄疸	jaundice	76
おたふく風邪	mumps	181
落ち込んでいる(気分が)	depressed	94
落ち着きがない	restless	107
おならをする	pass gas	74
おりもの	vaginal discharge	188
温度不耐性	temperature intolerance	105
か		
外傷	trauma	98, 130, 144
回復する	recover	27, 92
潰瘍	ulcer	77, 138, 206
解離性大動脈瘤	dissecting aortic aneurysm	49
会話療法	talking therapy	161
掻きむしる	scratch	77
下垂体疾患	pituitary disease	111
かすみ目	blurred vision	85, 113

かすれ声	scratchy voice	223
家族歴	family history	29
滑液包炎	bursitis	127
合併症	complication	26, 115
活力	energy	154
割礼を受けている	circumcised	141
カテーテルを挿入する(〜に)	catheterize	143
可動性	mobility	97, 129
過敏性腸症候群	irritable bowel syndrome	79
痒い	itchy	208
痒み	itching	77
空咳	dry cough	55
かわき目	dry eyes	232
肝炎	hepatitis	140
眼科	ophthalmology	229
感覚	sensation	89
感覚障害	sensory disturbance	124
かんしゃくを起す	throw tantrums	178
関節痛	joint pain	120
関節リウマチ	rheumatoid arthritis	126
乾癬	psoriasis	211
感染症	infection	60, 97
肝臓疾患	hepatic disease	78, 202
冠動脈疾患	coronary artery disease	110
完璧主義者	perfectionist	157
き		
既往歴	past history	160

気が散る	get distracted	155
気管支炎	bronchitis	61
気胸	pneumothorax	61
危険因子	risk factors	50
義歯	dentures, false teeth	198
傷	wound	206
きっかけになる(〜の)	trigger	55, 88, 151
希発月経	oligomenorrhea	187
気分	mood	25, 94, 151
気分が落ち込んでいる	feel low	152
嗅覚	sense of smell	87, 221
狭心症	angina (pectoris)	26, 48
胸痛	chest pain	40
強迫観念	obsession	157
強迫神経症	obsessive-compulsive disorder	163
胸部圧迫	chest tightness	55
局所麻酔薬	regional anesthetic	199
虚血性心疾患	ischemic heart disease	48
禁煙する	quit smoking	31
筋骨格系の	musculoskeletal	119
筋挫傷	muscle strain	127
近視の	nearsighted/shortsighted	237
筋肉痛	muscle pain	120
筋力低下	muscle weakness	89

く

くしゃみをする	sneeze	221
クッシング症候群	Cushing's Syndrome	114

くも膜下出血	subarachnoid hemorrhage	95
け		
経口避妊ピル	oral contractive pill	193
経腟分娩	vaginal delivery	173
痙攣	cramp/convulsion/jerking/fit	46, 91, 107, 203
毛が抜ける	lose hair	209
けがをする	hurt *oneself*	44
化粧品	cosmetics	213
血液凝固障害	clotting problems	203
結核	tuberculosis	60
月経	menstruation, menstrual periods	30, 105, 192
月経過多	menorrhagia	186
月経周期	menstrual cycle	187
月経困難症	dysmenorrhea	186
血糖値	blood sugar level	51, 115
血尿	hematuria	137
げっぷ	belch/burp	41
げっぷをする	belch/burp	41
結膜炎	conjunctivitis	234
下痢	diarrhea	72
腱	tendon	127
腱炎	tendonitis	127
幻覚	hallucination	158
健康診断	health check	27
倦怠感	malaise	110
見当識	orientation	165

現病歴	history of present illness	22
こ		
抗うつ薬	antidepressant	160
抗炎症薬	anti-inflammatory drug	128
睾丸	testicles	139
高血圧	hypertension〈専門用語〉, high blood pressure〈一般用語〉	26, 51, 96
抗血液凝固剤	anticoagulants〈専門用語〉, blood thinners〈一般用語〉	199
口腔内疼痛	oral pain	222
高脂血症	hyperlipidemia	52
甲状腺疾患	thyroid disease	104, 203
甲状腺腫	goiter〈専門用語〉, neck swelling〈一般用語〉	104
抗精神病薬	antipsychotic	160
喉頭炎	laryngitis	224
硬膜外麻酔を受ける	have an epidural anesthetic	199
肛門	anus	66
呼吸(器系)の	respiratory	53
呼吸困難	dyspnea	42, 54
呼吸を整える	catch *one's* breath	42, 54
骨折	fracture〈専門用語〉/break〈一般用語〉	126
骨折する	fracture〈専門用語〉/break〈一般用語〉	126
粉ミルク	formula (feed)	176
こわばり(筋肉などの)	stiffness	120
混乱している	confused	93
さ		
罪悪感	guilty, feeling of guilt	25, 33, 154

日本語	English	ページ
サプリメント	supplement	28, 116
寒気	chills	59
ざらついた目	gritty eyes	232
産後	postnatal period, after the birth	173
産婦人科の	obstetric and gynecological	185
し		
紫外線	UV light	207
歯冠	crown	198
子宮外妊娠	ectopic pregnancy〈専門用語〉, pregnancy outside of the uterus〈一般用語〉	191
子宮筋腫	(uterine) fibroid	190
子宮頸がん	cervical cancer	190
子宮頸がん検査	pap smear	194
子宮体がん	uterine cancer	190
子宮内膜症	endometriosis	190
自己免疫疾患	autoimmune disease [condition]	117, 211
しこり	lump	66, 104, 138, 188
自殺念慮	suicidal thought	158
自傷行為	self-harm	158
自傷行為をする	harm *oneself*	159
姿勢	posture	128
失神	syncope	44
湿疹	eczema	181, 211
しびれ	numbness	89, 124
脂肪便	steatorrhea	74
社会状況	social situation	97, 129

斜視	strabismus〈専門用語〉/squint〈一般用語〉	234
射精	ejaculation	138
射精する	ejaculate	141
集中力	concentration	154
集中する(…に)	concentrate (on...)	155
十二指腸潰瘍	duodenal ulcer	78
羞明	photophobia	233
消化器系の	gastrointestinal	65
手術	operation, surgery	27
出血する	bleed	77, 207
出産	child's birth	172
授乳	breast-feeding	189
紹介(…からの)	referral (from...)	150
消化不良	dyspepsia〈専門用語〉/indigestion〈一般用語〉	72
症状	symptom	40
小児科の	pediatric	169
常用薬	regular medication	213, 226
職業	occupation/job	32, 62
食事	diet	80, 144
食事療法	diet control	51
食物アレルギー	allergies to food	183
食物不耐性	food intolerance	79
食欲	appetite	25, 70, 156
食欲不振	anorexia	111
初経	first menstrual period	192
徐々に	gradually	42, 88

女性化乳房	gynecomastia	67
処方どおりに	as prescribed	29
視力	vision	84
視力低下	loss of vision	230
歯列矯正具	dental braces	198
耳漏	ear discharge	219
しわがれた(声)	hoarse (voice)	107, 223
心筋梗塞	myocardial infarction〈専門用語〉, heart attack〈一般用語〉	48
神経系感染症	neurological infection	95
神経系の	neurological	83
神経疾患	neurological disease	95
神経障害	neuropathy	109
神経性大食症[過食症]	bulimia nervosa	163
神経性無食欲症[拒食症]	anorexia nervosa	163
心雑音	heart murmur	49
腎症	nephropathy	109
心血管系の	cardiovascular	39
腎臓結石	renal calculi〈専門用語〉, kidney stones〈一般用語〉	142
心臓疾患	heart disease	48, 49
腎臓疾患	renal [kidney] disease	142, 204
心臓の鼓動	heartbeat	43
心臓弁膜症	heart valve disease	201
靭帯捻挫	ligament sprain	127
診断する	diagnose	26
心不全	heart failure	48
腎不全	renal failure	142

心膜炎	pericarditis〈専門用語〉, inflammation of the lining of the heart〈一般用語〉	49
心理療法	therapy	160

す

水分	liquid	71, 109
睡眠	sleep	152
スクリーニング検査	screening	194
酸っぱい味	acidic taste	41, 72
ストレスを感じる	stressed	40, 155

せ

性感染症	sexually transmitted infections	30, 140, 143
性行為	sexual intercourse	30, 139
性交後出血	postcoital bleeding	188
性交疼痛	dyspareunia	188
精神衛生	mental health	149
精神科の	psychiatry	149
精神科治療	psychiatric treatment	160
性生活がある	sexually active	30, 139, 192
ぜいぜい(息を)する	wheeze	58
性欲	libido, sex drive	112, 140
性欲減退	reduced libido	112
生理痛	menstrual cramps, painful periods	186
生理用ナプキン	pads, sanitary towels	187
咳	cough	223
咳が出る	cough	25, 55
脊髄	spinal cord	95
脊椎麻酔薬	spinal anesthetic	199

赤血球数	red blood cell count	202
摂食障害	eating problems	160
セリアック病	celiac disease	79
閃光	flashes of light	85, 232
洗剤	washing detergent	213
全身症状	systemic symptoms	210
全身麻酔薬	general anesthetic	27, 199
喘息	asthma	60, 181
前立腺	prostate gland	143
想起	recall	166

そ

双極性障害	bipolar disorder	163
早産で生まれる	born early	172
躁状態	mania	157
掻痒	pruritus	77
鼠蹊部	groin	138
蘇生	resuscitation	173

た

タール状便	tarry stools	73
体重が減る	lose weight	70, 174
体重が増える	gain weight	70, 174
体調が悪い	unwell	97, 159
大動脈瘤	aortic aneurysm	49
大麻	cannabis	32
多渇症	polydipsia	108
多汗	excessive sweating	41
多食症	polyphagia	109

脱臼	dislocation	127
脱臼した	dislocated	127
脱力	weakness	123
多尿症	polyuria	108
多嚢胞性卵巣	polycystic ovarian	190
打撲傷(青あざ)	bruise	208
だるい	sluggish/lethargic/weak	110
痰	phlegm	55
胆汁	bile	69
胆石	gallstone	78
タンポン	tampons	187
ち		
チアノーゼ	cyanosis	45
ちかちかする	flicker	233
力が入らない	feel weak	89
ちくちくすること	pins-and-needles	89, 124
乳首	nipple	67, 189
乳離れさせる(〜を)	wean	176
血の固まり	blood clot	61
中間期出血	inter-menstrual bleeding	187
中耳炎	otitis media	182, 224
腸	intestine	78
聴覚検査	hearing test	227
腸内ガス	flatus	74
聴力	hearing	86
聴力損失[低下]	hearing loss, loss of hearing	218

直腸出血	melena〈専門用語〉, rectal bleeding〈一般用語〉	73
鎮痛剤	painkiller	23
つ		
杖	stick	130
つま先	toe	123
つまった	blocked	86
て		
帝王切開	caesarean section, c-section	173
定期検査	checkup	115
低血糖発作	hypoglycemic episodes	115
てんかん	epilepsy	96, 182
電気痙攣療法	electroconvulsive therapy	160
電子タバコ	electronic cigarettes	31
と		
動悸	palpitation	43
統合失調症	schizophrenia	163
糖尿病	diabetes (mellitus)	26, 51, 108, 114
動脈	artery	49
動揺している	upset	94
ドキドキして	pounding	43
な		
内出血	bruise	111
内分泌系の	endocrine	103, 203
涙目	watery eye	231

に		
におい	odor/smell	56
ニキビ	acne	111
にじみ出す	ooze	207
日常活動を行う	carry out *one's* daily activities	123
乳房	breast	188
尿	urine	25
尿意切迫	urinary urgency	135
尿失禁	urinary incontinence	136
尿道口	urethral opening	138
尿路	urinary tract	142
尿路感染症	urinary tract infection	142
尿をもらす	lose control of *one's* bladder, leak [dribble] urine	136
妊娠した	pregnant	30
妊娠中絶	abortion, terminations of pregnancy	31, 191
認知症	dementia	164
ね		
寝付く	fall asleep	153
熱っぽい	feverish	58
熱を測る	take temperature	58
粘つきのある	sticky	56
眠気がある	sleepy	153
粘液	mucus	73
の		
脳血管疾患[障害]	cerebrovascular disease	52, 95, 203
脳卒中	stroke	95, 203

膿瘍	abscesses	206
飲み込む	swallow	71
は		
肺炎	pneumonia	60
肺気腫	emphysema	61
肺塞栓	pulmonary embolism	61
排尿する	urinate	134
排尿障害	dysuria	134
排便する	open bowels, pass stool	73
排便習慣	bowel habit	72, 74, 105
這う	crawl	174
吐き気	nausea	67
吐き気がする	nauseous, retch	67, 68
吐く	vomit/retch	68
白内障	cataract	234
跛行 (間欠性の)	claudication	46
はしか	measles	181
発汗	diaphoresis〈専門用語〉, diaphoresis sweat〈一般用語〉	41
発声困難	dysphonia	223
鼻出血	epistaxis〈専門用語〉/ nosebleeds〈一般用語〉	222
鼻づまり	stuffy [blocked] nose	57, 221
鼻の穴	nostril	57
鼻水 (の出ている鼻)	runny nose	56
パニック発作	panic attack	156
腫れ [むくみ]	swelling	49, 66, 121 138, 207

腫れた	swollen	44, 122
斑点	fleck	232
ひ		
引き起こす (〜を)	trigger	55, 68, 159
ひきつけ	fit	182
引きつる	twitch	93
非ステロイド系の	non-steroidal	128
鼻汁	nasal discharge	222
左利きの	left-handed	98
泌尿生殖器の	genitourinary	133
避妊	contraception	31, 140, 192
避妊する	prevent [aviod] pregnancy	29, 140, 192
皮膚科の	dermatological	205
皮膚腫瘍	skin tumor	212
皮膚損傷	skin lesion	206
飛蚊症	floaters	232
鼻閉塞	nasal obstruction	221
秘密を厳守する	completely confidential	20
冷や汗	cold sweats	41
評価	assessment	165
病識	insight	159
病前性格	premorbid personality	150
ひりひりすること	tingling	89, 124
疲労	fatigue	76, 111
鼻漏	rhinorrhea	56
敏感な	sensitive	106
貧血	anemia	202

頻度	frequency	108, 135
頻発月経	polymenorrhea	187
頻脈	tachycardia	106
ふ		
不安	anxiety	155
不安神経症	anxiety (disorder)	162
不安を感じる	feel anxious	106, 156
風疹	rubella	181
副作用	side effects	29, 199
副作用[有害反応]	bad reaction	199
複視	diplopia〈専門用語〉, double vision〈一般用語〉	85, 233
副腎疾患	adrenal disease	110
副腎皮質ステロイド	corticosteroids	116
副鼻腔炎	sinusitis	224
腹部	abdomen	49
服を着替える	get dressed	40
浮腫	edema/swelling	44
不随意運動	involuntary movement	92
不整脈	arrhythmia	49, 201
ブドウ膜炎	uveitis	235
太り過ぎの	overweight	156
震え	tremor	92
分泌物	discharge	56, 207
分娩	child's delivery	172
へ		
平均して	on average	68, 109

閉経	menopause	192
ペースメーカー	pacemaker	201
便	stool	25
変形	deformity	123
変形性関節症	osteoarthritis	126
片頭痛	migraine	95
扁桃腺炎	tonsillitis	224
変な	strange/bad/unusual	138
便秘である	constipated	72
弁膜症	valve disease	49
ほ		
保育器	incubator	173
膀胱炎	cystitis〈専門用語〉, bladder infection〈一般用語〉	142
放射線療法	radiation therapy	117
膨満感がある	bloated	75
ほくろ	mole	211
歩行器	frame/walker	130
ボタンをかける	do (up) buttons	124, 129
勃起	erection	140
発作	seizures/fits/episode	91
発疹	rash	91
母乳で育てる	breastfeed	176
ぼやけ目	blurred vision	231
ホルモン補充療法	hormone replacement therapy	116, 193

ま		
麻酔	anesthesia	25, 199
麻酔の、麻酔薬	anesthetic	197, 199
末梢血管障害	peripheral vascular disease	110
麻薬	(recreational) drug	30
慢性気道疾患	chronic airways disease	61
慢性閉塞性肺疾患	chronic obstructive pulmonary disease (COPD)	61

み		
味覚	taste	87
右利きの	right-handed	98
未熟児として生まれる	born prematurely	172
水っぽい	watery	56
耳が不自由な	hard of hearing	218
耳鳴り	tinnitus〈専門用語〉, hear ringing/buzzing〈一般用語〉	219 86

む		
無月経	amenorrhea	187
むくみ	edema/swelling	44
虫刺され	insect bites	214
むせる	choke	71
胸やけ	heartburn	72

め		
目の充血	red eye	231
めまい	dizziness	45, 87
めまい(回転性の)	vertigo〈専門用語〉	87, 220
めまいがする	dizzy	87
免疫疾患	immunological condition	211

\	も	\
妄想	delusion	158
網膜症	retinopathy	109
\	や	\
夜間頻尿	nocturia	135
薬物アレルギー	allergies to medications	183
焼けつくような痛み	burning [stinging] pain	134
痩せ過ぎの	underweight	157
\	ゆ	\
ゆがんだ	distorted	231
\	よ	\
要約する	summarize	33
予防接種	vaccination/shot	175, 213
予防接種を受ける(…の)	vaccinated against...	140
\	ら	\
卵巣がん	ovarian cancer	190
\	り	\
リウマチ疾患	rheumatological condition	211
利尿薬	diuretics	144
流産	miscarriage	31, 191, 193
緑内障	glaucoma	234
\	れ	\
レーザー手術(目の)	laser eye surgery	236
\	ろ	\
ロッキング	locking	121
\	わ	\
割れる(爪などが)	split	209

Acknowledgements

I would like to thank all of my friends, family, colleagues, students, and teachers for the inspiration in writing this book. Medicine is a field in which we are all constantly learning and I hope that these pages can contribute to helping others develop their knowledge and skills.

I would like to give a special thanks to my co-author Ryoko Takahashi for her insight, energy, and motivation; to the editor, Hiroko Kageyama for her patience, enthusiasm, and invaluable attention to detail; and to Waka for all of her support, reassurance, and encouragement.

James C. Thomas

監修者・著者プロフィール　Profile

監修：千葉一裕（防衛医科大学校　整形外科学講座 教授）

慶應義塾大学医学部卒業。米国ラッシュ医科大学客員講師、慶應義塾大学医学部整形外科学教室准教授、同教室主任、北里大学北里研究所病院整形外科部長・脊椎センター長などを経て、2013年には北里大学北里研究所病院副院長、2015年4月より現職。日本整形外科学会専門医、日本整形外科学会認定脊椎脊髄病医、日本脊椎脊髄病学会認定脊椎脊髄外科指導医。日本整形外科学会倫理委員会委員、日本脊椎脊髄病学会指導医制度委員会委員。著作に、『整形外科専門医になるための診療スタンダード 1 脊椎・脊髄』（羊土社　共著）がある。

著者：James C. Thomas, BSc(Hons), MB ChB(Hons)
（慶應義塾大学医学部　医学教育統轄センター助教、日本大学医学部 非常勤講師）

英国リーズ大学医学部卒業。医師。専門は総合内科、プライマリー・ケア。2012年に来日。慶應義塾大学医学部旧・クリニカルリサーチセンター助教等を経て、2014年4月より現職。日本人医学生や医師に対する医学英語、医療コミュニケーション、臨床推論教育等に携わっている。著作に、『医師のための身体診察と検査の英語』（共著、アスク出版）がある。

著者：高橋良子（日本大学医学部 助手）

慶應義塾大学法学部法律学科卒業。東京外国語大学大学院総合国際学研究科博士後期課程在学中。テンプル大学、早稲田大学講師などを経て、2015年4月より現職。専門は英語教授法、医学英語、医療コミュニケーション。著作に、『医師のための身体診察と検査の英語』（共著、アスク出版）等がある。

音声無料ダウンロードサービス
↓下記アドレスからダウンロードできます。
http://www.ask-digital.co.jp/support/
ナレーション　　Greg Dale, Helen Morrison, 夏目ふみよ
収録・編集　　　スタジオ・グラッド

医師のための
医療面接の英語

2016年5月26日　初版　第1刷発行

監修	千葉一裕
著者	James C. Thomas
	高橋良子
発行人	天谷修平
装丁	岡崎裕樹
編集担当	影山洋子(株式会社アスク出版)
編集協力	大河内さほ
本文デザイン・DTP	株式会社 創樹
本文イラスト	川名京
発行	株式会社アスク出版
	〒162-8558 東京都新宿区下宮比町2-6
	電話: 03-3267-6864　FAX: 03-3267-6867
印雑製本	光邦
ISBN	978-4-87217-965-1

Copyright © 2016 James C. Thomas, Ryoko Takahashi
Printed in Japan
乱丁・落丁本はお取り替えいたします。
弊社カスタマーサービス(電話: 03-3267-6500　受付時間: 土日祝祭日を除く
平日　10:00 ～ 12:00 / 13:00 ～ 15:00)までご相談ください。